协和医院营养专家李宁
怀孕坐月子饮食宜忌

李宁 —— 编著
北京协和医院营养专家
全国妇联项目专家组成员

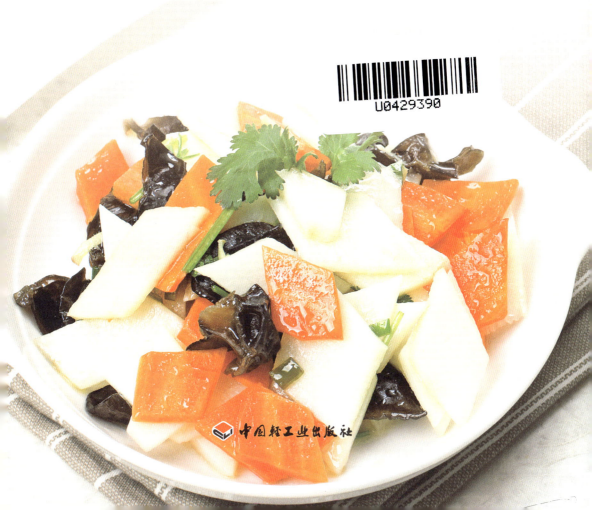

中国轻工业出版社

图书在版编目（CIP）数据

协和医院营养专家李宁：怀孕坐月子饮食宜忌 / 李宁编著.
—北京：中国轻工业出版社，2017.10
ISBN 978-7-5184-1517-5

Ⅰ.①协⋯　Ⅱ.①李⋯　Ⅲ.①妊娠期－饮食营养学
②产妇－饮食营养学　Ⅳ.①R153.1

中国版本图书馆 CIP 数据核字（2017）第 176239 号

责任编辑：付　佳　王芙洁　策划编辑：翟　燕　付　佳　王芙洁　责任终审：唐是雯
整体设计：悦然文化　　　　　责任校对：燕　杰　　　　　　　　　责任监印：张京华

出版发行：中国轻工业出版社（北京东长安街 6 号，邮编：100740）
印　　刷：北京博海升彩色印刷有限公司
经　　销：各地新华书店
版　　次：2017 年 10 月第 1 版第 1 次印刷
开　　本：720×1000　1/16　印张：14
字　　数：250 千字
书　　号：ISBN 978-7-5184-1517-5　定价：39.90 元
邮购电话：010-65241695
发行电话：010-85119835　传真：85113293
网　　址：http://www.chlip.com.cn
Email：club@chlip.com.cn
如发现图书残缺请与我社邮购联系调换
161303S3X101ZBW

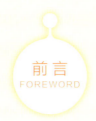

前言
FOREWORD

我在营养门诊接触到的孕妇中，被问到最多的问题就是可以吃什么，不可以吃什么，哪种营养要多补。由此看来，饮食营养问题是大多数孕妈妈们都牵肠挂肚的。说来可以理解，怀胎十月，宝宝的营养都是母体供给的，母体营养的好坏关系胎儿生长和智力发育，而孕期所需要的各类营养几乎都高于孕前，所以怎么补营养对于孕妈妈来说是一项重大而不能含糊的工程。

孕期结束后，迎来小生命的诞生，孕妈妈们又要担负起为宝宝储存粮仓的任务，高质量的乳汁、产后身体器官的恢复、身材的恢复，不仅需要孕期打下基础，也需要在月子期合理饮食。

孕期、哺乳期担负着一人吃两人补的重任，但是饮食并不是单纯的多吃这么简单，而是要提供充足的蛋白质、脂肪、碳水化合物、矿物质以及维生素等，同时要避免营养过剩，否则会引起巨大儿，也会给孕妈妈自身带来妊娠糖尿病、难产、产后肥胖等问题。

本书就是专为解答孕期和月子期的各种饮食问题应运而生的，以宜忌的形式展示出每个月份宜吃什么、忌吃什么，一目了然，方便掌握，照着做就能补好营养，事半功倍。

愿每一位孕妈妈都能生下健康可爱的宝宝，希望每个宝宝都能吃到高质量的母乳，也愿每一位妈妈产后都能恢复好、气色好、精神好。

目录 CONTENTS

备孕期和孕期营养决定孩子一生健康 16
备孕期（女性） 16
备育期（男性） 17
孕前宜吃与忌吃的食物 18
生命之初的280天，给宝宝最好的营养 20
孕产期每日膳食营养素推荐摄入量 24
孕期重要数据一览 26

第1章 营养补得够不够，看看体重就知道

孕妈妈的体重增长反映了营养状况 28
孕妈妈体重的增加和构成 28
体重增长过多易患妊高征、妊娠糖尿病，生巨大儿 29

孕期到底该长多少斤 30
根据孕前体重指数计算该增重多少 30
多胞胎妈妈要增重更多吗 31
高龄孕妈更要关注体重 31
合理的孕期增重计划 32

如何管理体重 33
灵活调整饮食 33
适当运动避免肥胖 34
按时产检，监测体重 36

第2章 孕早期（孕1~3月）还不需要特别补

孕1月 38
胎宝宝的成长轨迹 38
胎宝宝：还是一颗小种子 38
孕妈妈：怀孕的感觉不明显 38

饮食宜忌 39
✓ 多吃富含叶酸的食物，预防胎宝宝畸形 39
✓ 孕早期不用增加饭量 41
✓ 每天进食的食物种类越多越好 41
✓ 水果每天吃足200~350克就够 41
✓ 牛奶和奶制品总量每天不少于300克 41
✗ 吸烟 42
✗ 饮酒 42
✗ 一个人吃两人量 42
✗ 大补特补各种保健品 42
✗ 高盐、高糖、高脂肪、高防腐剂类食物 42

孕1月宜吃食物 43
✓ 小米 / 鸡蛋 / 菠菜 43
✓ 红薯 / 牛奶 / 去皮鸡肉 43

孕1月营养美味食谱 44
· 核桃花生粥　改善疲劳、促进睡眠 44
· 菠菜拌绿豆芽　补叶酸、防便秘 44

孕1月常见饮食问题 45

孕 2 月　46
胎宝宝的成长轨迹　46
胎宝宝：有了心跳　46
孕妈妈：出现孕吐反应　46

饮食宜忌　47
- ✅ 孕吐的孕妈妈，早餐吃点固体食物　47
- ✅ 食欲不佳的孕妈妈少食多餐以避免营养不良　47
- ✅ 保证碳水化合物摄入，避免酮症酸中毒　47
- ✅ 碘的摄入每天增加 110 微克　48
- ✅ 增加 B 族维生素摄入，改善孕吐　48
- ✅ 适当吃些少油的凉拌菜　48
- ✅ 吃点苏打饼干，可中和胃酸　48
- ✅ 喝些自制的新鲜蔬果汁　48
- ❌ 油腻食物　49
- ❌ 过食某些酸味食物　49
- ❌ 过量补燕窝、海参等补品　49
- ❌ 擅自服药　49

孕 2 月宜吃食物　50
- ✅ 大米 / 海带 / 草菇　50
- ✅ 燕麦 / 猪瘦肉 / 苹果　50

孕 2 月营养美味食谱　51
- 红豆饭　补益气血　51
- 海带肉卷　补碘、排毒　51

孕 2 月常见饮食问题　52

孕 3 月　53
胎宝宝的成长轨迹　53
胎宝宝：大脑迅速发育　53
孕妈妈：早孕反应依然存在　53

饮食宜忌　54
- ✅ 不用过分强调饮食均衡，可根据自己的口味选择　54
- ✅ 蛋白质每天 55 克就够　54
- ✅ 多吃鱼类补充 DHA，胎宝宝更聪明　54
- ✅ 细嚼慢咽，促进营养吸收　54
- ✅ 增加粗粮摄入，达到总量的 1/5 ~ 1/2　55
- ✅ 每天主动喝水 1500 ~ 1700 毫升　55
- ❌ 千滚水　56
- ❌ 储存超过 24 小时的开水　56
- ❌ 可能含有弓形虫的食物　56
- ❌ 久存久放的食物　56
- ❌ 容易导致过敏的食物　56

孕 3 月宜吃食物　57
- ✅ 黄豆 / 鳕鱼 / 莲藕　57
- ✅ 核桃 / 西蓝花 / 花生　57

孕 3 月营养美味食谱　58
- 四喜黄豆　补充优质蛋白质　58
- 清蒸鳕鱼　促进胎儿大脑发育　58
- 蒜蓉西蓝花　增强免疫力　59
- 山药莲藕桂花汤　滋阴养胃、促进食欲　59

孕 3 月常见饮食问题　60

第3章 孕中期（孕4~7月）
体重平稳上升

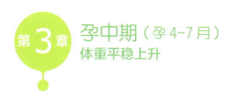
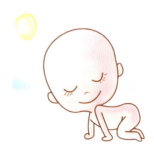

孕4月	62
胎宝宝的成长轨迹	62
胎宝宝：能看出性别了	62
孕妈妈：胃口大开	62
饮食宜忌	63
✓ 每天增加300千卡热量	63
✓ 总热量不超标，避免肥胖和妊娠糖尿病	63
✓ 增加蛋白质的量，孕中期每天需要70克	63
✓ 多吃深色水果，摄取植物化学物	64
✓ 适当摄取胆碱含量高的食物	64
✓ 为产后乳汁分泌储备营养	64
✗ 过量吃甜食	65
✗ 无节制吃零食	65
✗ 严格节食控制体重	65
孕4月宜吃食物	66
✓ 板栗 / 口蘑 / 牛肉	66
✓ 油菜 / 豆腐 / 葡萄	66
孕4月营养美味食谱	67
· 板栗烧香菇　健脾益气	67
· 牛肉炒鸡腿菇　促进胎宝宝生长发育	67
孕4月常见饮食问题	68

孕5月	69
胎宝宝的成长轨迹	69
胎宝宝：听力开始发展	69
孕妈妈：肚子隆起来了	69
饮食宜忌	70
✓ 增加维生素A的摄入，促进胎宝宝视力发育	70
✓ 增加铁的摄入，预防妊娠期贫血	70
✓ 每天摄入1000毫克钙，促进胎儿骨骼和牙齿的发育	71
✓ 多吃高锌食物，促进胎儿生长发育	71
✗ 过量服鱼肝油	72
✗ 喝浓茶	72
✗ 用豆浆代替牛奶补钙	72
✗ 吃蜂王浆进补	72
✗ 大量进食高饱和脂肪酸食物	72
孕5月宜吃食物	73
✓ 胡萝卜 / 牡蛎 / 香菇	73
✓ 猪肝 / 小白菜 / 猕猴桃	73
孕5月营养美味食谱	74
· 胡萝卜牛肉丝　促进胎宝宝视力发育	74
· 牡蛎萝卜丝汤　补锌、改善便秘	74
孕5月常见饮食问题	75

孕6月 76
胎宝宝的成长轨迹 76
胎宝宝：外观更精致 76
孕妈妈：身材更加丰满 76
饮食宜忌 77
- 常吃猪肝等高铁食物以补血 77
- 正确吃蔬菜，全面吸收各种维生素 77
- 补充牛磺酸，促进胎宝宝大脑和视网膜发育 77
- 早餐营养要均衡 78
- 主食粗细搭配 78
- 经常变换不同种类的植物油 78
- 过食引起上火和便秘的热性调料 79
- 只吃精白米面 79
- 食用含铅高的食物 79
- 吃饭速度太快 79
- 妊娠糖尿病筛查前特殊饮食 79

孕6月宜吃食物 80
- 红豆 / 虾 / 韭菜 80
- 糙米 / 牛肉 / 木耳 80

孕6月营养美味食谱 81
- 素烧双耳　通便、排毒、润肤 81
- 蒜蓉开边虾　补钙、牛磺酸 81

孕6月常见饮食问题 82

孕7月 83
胎宝宝的成长轨迹 83
胎宝宝：器官发育日益成熟 83
孕妈妈：行动不便利了 83
饮食宜忌 84
- 每天吃一掌心坚果，促进胎宝宝大脑发育 84
- 每天25克膳食纤维，预防孕中期便秘 84
- 经常吃点土豆、山药等薯类 85
- 多吃富含铜的食物，预防早产 85
- 体重增长慢、饭量又比较小的，可适当饮用孕妇奶粉 85
- 每天一杯酸奶，补钙、调理肠道 85
- 无糖饮料当水喝 86
- 经常吃快餐 86
- 过多食用动物性脂肪 86
- 进食甜腻食物 86
- 过多摄入碳水化合物 86

孕7月宜吃食物 87
- 荞麦 / 鸭肉 / 酸奶 87
- 海米 / 油麦菜 / 腰果 87

孕7月营养美味食谱 88
- 荞麦鸡蛋汤面　通便、减脂 88
- 腰果西芹　促进脑发育、调血压 88
- 蒜蓉油麦菜　低热量、润肠通便 89
- 魔芋烧鸭　预防便秘 89

孕7月常见饮食问题 90

第4章 孕晚期（孕8~10月）别让体重疯长

孕8月 … 92
胎宝宝的成长轨迹 … 92
胎宝宝：会控制体温了 … 92
孕妈妈：时而感觉呼吸不畅 … 92

饮食宜忌 … 93
- ✅ 控制体重，每周增重不超过400克 … 93
- ✅ 孕晚期每天应增加450千卡热量 … 93
- ✅ 孕晚期蛋白质每日摄入85克 … 93
- ✅ 储存充足的维生素B_1 … 93
- ✅ 多吃富含维生素C的食物，防止妊娠纹 … 94
- ✅ 减少盐和隐形盐，预防妊娠高血压 … 94
- ❌ 含大量香精和色素的食物 … 95
- ❌ 可能有环境污染的食物 … 95
- ❌ 听信传言，不吃燕麦 … 95
- ❌ 认为野生食物很健康 … 95
- ❌ 过食鸡蛋 … 95

孕8月宜吃食物 … 96
- ✅ 绿豆／豌豆／芦笋 … 96
- ✅ 三文鱼／兔肉／橙子 … 96

孕8月营养美味食谱 … 97
- 香菇炒豌豆　补充维生素B_1 … 97
- 清蒸三文鱼　补蛋白质、DHA … 97

孕8月常见饮食问题 … 98

孕9月 … 99
胎宝宝的成长轨迹 … 99
胎宝宝：有表情了 … 99
孕妈妈：体重快速增长 … 99

饮食宜忌 … 100
- ✅ 控制总热量，选营养密度高的食物 … 100
- ✅ 饮食要少而精，巧搭配、常换样 … 101
- ✅ 少食多餐，减轻胃部不适 … 101
- ✅ 多吃高锌食物有助于自然分娩 … 101
- ✅ 增加膳食纤维的摄入，预防便秘 … 101
- ❌ 总是在外就餐 … 102
- ❌ 三餐不准时，饥一顿饱一顿 … 102
- ❌ 大补人参 … 102
- ❌ 吃鱼油代替吃鱼肉 … 102

孕9月宜吃食物 … 103
- ✅ 黑豆／蛤蜊／奶酪 … 103
- ✅ 鲫鱼／芹菜／草莓 … 103

孕9月营养美味食谱 … 104
- 黑豆排骨汤　补充蛋白质、钙质 … 104
- 鲫鱼炖豆腐　蛋白质丰富、易消化 … 104

孕9月常见饮食问题 … 105

孕10月 … 106
胎宝宝的成长轨迹 … 106
胎宝宝：长成漂亮的小宝宝 … 106
孕妈妈：身体做好分娩准备 … 106

饮食宜忌 … 107
- ✅ 每样食物少吃点、多吃几样 … 107
- ✅ 合理安排进餐顺序，避免进食过多 … 107
- ✅ 减少动物蛋白，增加大豆及豆制品等植物蛋白的摄入 … 107
- ✅ 补充富含维生素K的食物，防止生产时出血 … 108
- ✅ 补充水溶性维生素，促进肠道蠕动 … 108
- ✅ 摄入足够的钙和维生素D，促进胎宝宝骨骼钙化 … 108

✅ 注意补铁以保证生产	108
❌ 过量补钙	109
❌ 一次性大量喝水	109
❌ 吃黏滞和高脂肪类食物	109
❌ 饮食过量	109
孕10月宜吃食物	110
✅ 玉米／菜花／鸭血	110
✅ 豆浆／豌豆苗／鲜枣	110
孕10月营养美味食谱	111
• 松仁玉米 增强食欲、预防便秘	111
• 菠菜鸭血汤 补铁	111
孕10月常见饮食问题	112

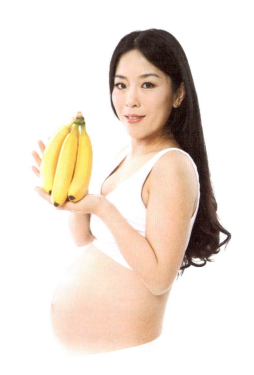

第5章 坐月子饮食宜忌

坐月子不落病的生活细节　114
居室每天通风，保持合适的温度、湿度　114
刷牙用温水　114
产后下床活动要趁早　114
穿带后帮的拖鞋　115
注意护眼，不要长时间看书、看手机、
看电视　115

分娩当天　116
顺产妈妈：了解临产征兆和产程　116

顺产妈妈饮食宜忌	117
✅ 及时补充热量，少食多餐	117
✅ 宫缩间歇灵活进餐	117
❌ 干脆不进食	117
❌ 吃容易产气的食物	117

宜吃食物	118
✅ 蜂蜜／香蕉／鸡蛋	118
✅ 巧克力／蛋糕／瘦肉	118
营养美味食谱	119
• 菠菜瘦肉粥 补血、易消化	119
• 蒸蛋羹 补充营养	119
剖宫产妈妈：了解术前准备和手术流程	120
剖宫产妈妈饮食宜忌	121
✅ 剖宫产术前12小时开始禁食	121
✅ 禁食前的饮食宜清淡	121
❌ 剖宫产术前喝水	121
❌ 剖宫产术前进补	121

产后第1天　122
顺产妈妈：充分休息，促进恢复　122

顺产妈妈饮食宜忌	123
✅ 吃藕粉、小米粥等流食	123
✅ 一天吃5～6餐，减轻胃肠道负担	123

- ❌ 生完就喝下奶汤　　　　　　　　123
- ❌ 大量吃鸡蛋　　　　　　　　　　123
- 剖宫产妈妈：如何减少疼痛　　　　124
- 剖宫产妈妈饮食宜忌　　　　　　　125
- ✅ 术后 6 小时还没排气的，要排气后再进食　125
- ✅ 排气后可进食流质食物，术后 12 小时可进食半流质食物　　　　　　125
- ❌ 吃得太饱　　　　　　　　　　　125
- ❌ 吃胀气食物　　　　　　　　　　125
- 产后第 1 天宜吃食物　　　　　　　126
- ✅ 小米 / 藕粉 / 白萝卜　　　　　　126
- ✅ 大米 / 鸡蛋 / 桂圆　　　　　　　126
- 产后第 1 天营养美味食谱　　　　　127
- · 蛋花汤　补营养、易消化　　　　127
- · 小米粥　养肠胃、促恢复　　　　127
- · 三角面片　补充体力、促进肠道健康　128
- · 红枣桂圆粥　滋补气血　　　　　128

产后第 2 天　　　　　　　　　　129

- 顺产妈妈：排恶露　　　　　　　　129
- 顺产妈妈饮食宜忌　　　　　　　　130
- ✅ 吃软烂的面条和粥类　　　　　　130
- ✅ 适当吃些绿叶蔬菜　　　　　　　130
- ✅ 喝生化汤，调理、排恶露　　　　130
- ❌ 完全不吃盐　　　　　　　　　　130
- ❌ 刻意增加进食量　　　　　　　　130
- 剖宫产妈妈：缓解伤口痛　　　　　131
- 剖宫产妈妈饮食宜忌　　　　　　　132
- ✅ 以稀粥、蒸蛋等为主，不要大补　132
- ❌ 马上进补人参等补品　　　　　　132
- ❌ 吃油腻食物　　　　　　　　　　132

- 产后第 2 天宜吃食物　　　　　　　133
- ✅ 猪肝 / 木耳 / 去皮鸡肉　　　　　133
- ✅ 鸭血 / 菠菜 / 红糖　　　　　　　133
- 产后第 2 天营养美味食谱　　　　　134
- · 猪肝菠菜粥　补铁补血　　　　　134
- · 生化汤　促进恶露排出　　　　　134
- · 双耳羹　滋阴补血　　　　　　　135
- · 红菇蒸鸡　强身健体　　　　　　135

产后第 3 天　　　　　　　　　　136

- 顺产妈妈：可以出院了　　　　　　136
- 顺产妈妈饮食宜忌　　　　　　　　137
- ✅ 多吃富含镁、B 族维生素的食物　137
- ✅ 多吃可排恶露的食物　　　　　　137
- ✅ 多吃高钙食物　　　　　　　　　137
- ❌ 不吃水果　　　　　　　　　　　137
- ❌ 吃生冷、寒凉的食物　　　　　　137
- 剖宫产妈妈：怎样喂奶不压迫伤口　138
- 剖宫产妈妈饮食宜忌　　　　　　　139
- ✅ 可以适量吃新鲜蔬菜了　　　　　139
- ✅ 多吃富含维生素 A 的食物　　　　139
- ❌ 大量吃豆制品　　　　　　　　　139
- ❌ 过早、过多喝牛奶　　　　　　　139
- 产后第 3 天宜吃食物　　　　　　　140
- ✅ 南瓜 / 胡萝卜 / 香蕉　　　　　　140
- ✅ 鲫鱼 / 红枣 / 西蓝花　　　　　　140
- 产后第 3 天营养美味食谱　　　　　141
- · 红枣莲子粥　补气血、安神　　　141
- · 南瓜鸡丝汤　益气血、健脾胃　　141
- · 田园蔬菜粥　易消化、促恢复　　142
- · 鲫鱼丝瓜汤　通乳、利水　　　　142

产后第 4 天 143
顺产妈妈：关注奶水 143
顺产妈妈饮食宜忌 144
- 适当喝点下奶汤 144
- 经常吃莲藕 144
- 每天空腹喝杯温水 144
- 吃干硬的食物 144
- 吃辛辣、气味较重的食物 144

剖宫产妈妈：宫缩痛逐渐消失 145
剖宫产妈妈饮食宜忌 146
- 进食优质蛋白质，促进伤口愈合 146
- 多摄入富含维生素 C 的食物，提高免疫力 146
- 哺乳妈妈吃可通乳的食物 146
- 主食种类要丰富 146
- 吃刺激性食物 146
- 过多吃甜食 146

产后第 4 天宜吃食物 147
- 木瓜 / 牛肉 / 花生 147
- 莲藕 / 猕猴桃 / 莴笋 147

产后第 4 天营养美味食谱 148
- 木瓜鲫鱼汤　补虚、下乳 148
- 莲藕排骨汤　排恶露、补钙 148
- 花生红枣蛋花粥　补血、补充体力 149
- 山药木耳炒莴笋　促进排便、通乳 149

产后第 5 天 150
顺产妈妈：可以洗头了 150
顺产妈妈饮食宜忌 151
- 可以进食软食或普通饭食 151
- 吃富含维生素 C 的食物 151
- 多吃些助眠的食物 151
- 过多食用营养保健品 151
- 不按时吃早餐 151

剖宫产妈妈：多动动多走走 152
剖宫产妈妈饮食宜忌 153
- 适当喝鱼汤、蔬菜汤 153
- 食物温度"不烫不凉" 153
- 餐前喝太多汤 153
- 烹调加入很多味精、鸡精 153
- 吃溏心蛋 153

产后第 5 天宜吃食物 154
- 山楂 / 豆腐 / 排骨 154
- 莲子 / 番茄 / 油菜 154

产后第 5 天营养美味食谱 155
- 山楂红糖水　促进子宫恢复 155
- 三丁豆腐羹　补充蛋白质、钙质 155
- 桂圆莲子粥　安神助眠 156
- 清蒸冬瓜排骨　养血、利水、增强体质 156

产后第 6 天 157
顺产妈妈：预防便秘 157
顺产妈妈饮食宜忌 158
- 多吃熟烂的蔬菜和煮水果 158
- 增加蛋白质的摄入 158
- 补充足够的水分，每天一杯牛奶 158
- 只吃细粮，不吃粗粮 158
- 过食肉类 158

剖宫产妈妈：避免伤口撕裂，多照顾宝宝 159
剖宫产妈妈饮食宜忌 160
- 多吃能提升体力的食物 160
- 多吃富含维生素和矿物质的食物 160
- 吃得过咸 160
- 通过不吃主食来控制体重 160

产后第 6 天宜吃食物	161
✓ 牛肉 / 海米 / 燕麦	161
✓ 丝瓜 / 菜花 / 芝麻酱	161
产后第 6 天营养美味食谱	162
• 滑蛋牛肉粥　促进身体恢复	162
• 丝瓜蛋花汤　促进泌乳和排便	162
• 麻酱鸡丝　补钙、提高免疫力	163
• 银耳木瓜排骨汤　增强代谢功能	163

产后第 7 天　164

顺产妈妈：避免月子病　164

顺产妈妈饮食宜忌	165
✓ 吃点增进食欲的食物	165
✓ 进食时要细嚼慢咽	165
✓ 喝汤的时候别忘了吃肉	165
✗ 空腹喝牛奶	165

剖宫产妈妈：逐渐恢复正常饮食　166

剖宫产妈妈饮食宜忌	167
✓ 进补应循序渐进	167
✓ 饮食逐渐恢复正常	167
✓ 每天吃些应季新鲜水果	167
✓ 扩大食材选择范围，促进脏器恢复	167
✗ 大量喝油腻的汤	167

产后第 7 天宜吃食物	168
✓ 山药 / 南瓜 / 鲫鱼	168
✓ 番茄 / 蛤蜊 / 樱桃	168
产后第 7 天营养美味食谱	169
• 家常山药　健脾益胃	169
• 番茄炒鸡蛋　滋阴补血	169
• 红枣蒸南瓜　补血、排毒	170
• 海鲜巧达浓汤　滋阴健胃、催乳	170

产后第 2~3 周　171

哺乳妈妈：增加乳量、提高乳汁质量　171

哺乳妈妈饮食宜忌	172
✓ 增加碘的摄入，提高奶水质量	172
✓ 增加钙的摄入量，避免宝宝缺钙	172
✓ 多吃豆制品	172
✗ 长时间喝红糖水	172
✗ 用营养补充剂来代替食物	172

哺乳妈妈宜吃食物	173
✓ 花生 / 豆腐皮 / 猪脚	173
✓ 紫菜 / 奶酪 / 鲤鱼	173
哺乳妈妈营养美味食谱	174
• 通草猪脚汤　补血、催乳	174
• 花生红枣香菇鸡汤　通乳、调理五脏亏虚	174

非哺乳妈妈：回奶、人工喂养　175

非哺乳妈妈饮食宜忌	176
✓ 控制高热量食物的摄入	176
✓ 多吃黄色食物补脾健胃	176
✓ 注意补充维生素 C	176
✗ 促进乳汁分泌的食物	176
✗ 腌制食品	176

非哺乳妈妈宜吃食物	177
韭菜 / 炒麦芽 / 莲藕	177
山楂 / 玉米 / 苹果	177
非哺乳妈妈营养美味食谱	178
• 韭菜摊鸡蛋　补肾、回奶	178
• 桂花糯米藕　健脾开胃	178

产后第 3~4 周　　　　　　　　179
哺乳妈妈：保护乳房健康　　　　179

哺乳妈妈饮食宜忌	180
进补有泌乳功效的中药材	180
进食滋阴补血的食物	180
补充维生素 A，防止宝宝生长缓慢	180
为增加乳汁大吃大喝	180
燕麦片和全麦食物会回奶	180
哺乳妈妈宜吃食物	181
猪瘦肉 / 通草 / 胡萝卜	181
金针菇 / 当归 / 油麦菜	181
哺乳妈妈营养美味食谱	182
• 竹荪金针排骨汤　健体、排毒	182
• 当归白萝卜羊肉汤　补血、益肾	182

非哺乳妈妈：增加活动量　　　　183

非哺乳妈妈饮食宜忌	184
适当多吃富含锌、硒的食物	184
适当多吃菌菇类食物	184
适当喝酸奶补钙、防便秘	184
大量吃零食	184
长期用果汁代替吃水果	184
非哺乳妈妈宜吃食物	185
牡蛎 / 带鱼 / 松子	185
香菇 / 酸奶 / 芹菜	185

非哺乳妈妈营养美味食谱	186
• 清蒸牡蛎　补锌、补硒	186
• 油菜香菇魔芋汤　抗癌、通便	186

产后第 5~6 周　　　　　　　　187
哺乳妈妈：解决漏奶问题　　　　187

哺乳妈妈饮食宜忌	188
多吃些补气补血的食物	188
多吃黑色食物，强腰补肾	188
烹调油放太多	188
暴饮暴食	188
富含人造脂肪的食物	188
哺乳妈妈宜吃食物	189
鳝鱼 / 三文鱼 / 豌豆苗	189
黑芝麻 / 花生 / 葡萄	189
哺乳妈妈营养美味食谱	190
• 三丝蒸白鳝　补气生血	190
• 蹄筋花生汤　美容养颜	190

非哺乳妈妈：瘦身美体提上日程　191

非哺乳妈妈饮食宜忌	192
多吃富含维生素的蔬果，润泽肌肤	192
多吃抗氧化食物抵抗自由基	192
摄入 B 族维生素，分解糖分和脂肪	192
增加膳食纤维摄入，瘦身纤体	192
高热量的主食	192
非哺乳妈妈宜吃食物	193
番茄 / 鸡胸肉 / 白菜	193
黄瓜 / 红薯 / 猕猴桃	193
非哺乳妈妈营养美味食谱	194
• 荷香小米蒸红薯　通便、排毒	194
• 黄瓜猕猴桃葡萄柚汁　美容、瘦身	194

第6章 孕产期不适饮食宜忌

孕期水肿 196
饮食宜忌 196
- 饮食清淡，减少水潴留 196
- 多吃新鲜蔬菜和水果 196
- 补充足够的蛋白质 196
- 适当吃利尿食物 196
- 吃含钠多的食物 197
- 一次性大量喝水 197
- 大量吃易产气的食物 197

宜吃食物 198
- 红豆 / 黄瓜 / 西瓜 198
- 冬瓜 / 鲤鱼 / 燕麦 198

营养美味食谱 199
- 红烧冬瓜　改善水肿 199
- 红豆鲤鱼汤　利水祛湿 199

孕期失眠 200
饮食宜忌 200
- 平衡膳食，清淡易消化 200
- 补钙补镁，改善睡眠质量 200
- 每天睡前喝杯温牛奶助眠 200
- 增加维生素 B_1 和维生素 B_6 的摄入 201
- 晚餐吃太饱 201
- 晚餐吃产气、胀气食物 201
- 吃辛辣刺激性食物 201

宜吃食物 202
- 小米 / 花生 / 百合 202
- 油菜 / 牛奶 / 香蕉 202

营养美味食谱 203
- 小米面发糕　改善睡眠 203
- 牛奶蒸蛋　补充钙和蛋白质 203

孕期贫血 204
饮食宜忌 204
- 整个孕期都要注意补铁 204
- 补铁首选动物性食物，在人体的吸收率高 204
- 补铁也要补维生素 C，以促进铁吸收 204
- 摄入优质蛋白质可补血 205
- 要在医生指导下补充铁剂 205
- 主要以植物性食物来补铁 205
- 进食高草酸食物 205
- 补铁的同时补钙、喝茶 205

宜吃食物 206
- 乌鸡 / 猪肝 / 木耳 206
- 牛肉 / 动物血 / 柠檬 206

营养美味食谱 207
- 菠菜猪血汤　补铁补血 207
- 茶树菇蒸牛肉　补血、增强体力 207

孕期血脂异常 208
饮食宜忌 208
- 控制总热量 208
- 增加膳食纤维摄入 208
- 选择高蛋白、低脂肪肉类 208
- 多吃蔬菜和水果 209
- 补充足够的水 209
- 高胆固醇食物 209
- 高饱和脂肪酸食物 209
- 高糖食物 209
- 高反式脂肪酸食物 209

宜吃食物	210
荞麦 / 海带 / 去皮鸭肉	210
芦笋 / 三文鱼 / 猕猴桃	210
营养美味食谱	211
海带炖豆腐　清除胆固醇	211
鸭架萝卜汤　润肠、降血脂	211

妊娠糖尿病 212

饮食宜忌	212
注意餐次分配，少食多餐	212
食用生糖指数低的主食	212
吃淀粉含量高的食物时要注意减少主食量	212
每天 400～500 克蔬菜，控糖降脂	212
随意摄入脂肪	213
通过过分节食的方式控血糖	213
不敢吃主食	213
不吃水果	213
宜吃食物	214
玉米 / 洋葱 / 菠菜	214
燕麦 / 苦瓜 / 番茄	214
营养美味食谱	215
空心菜烩玉米　延缓餐后血糖升高	215
苦瓜炒牛肉　促进血糖分解	215

妊娠高血压 216

饮食宜忌	216
低盐饮食	216
增加钙的摄入量，保证充足的奶量	216
增加膳食纤维的摄入，促进钠排泄	216
增加钾的摄入量，多吃蔬菜和水果	216
主食过于精细和油腻	217
吃太多甜食和高胆固醇食物	217
不注意补水	217
大量吃盐焗类坚果	217
宜吃食物	218
糙米 / 豌豆苗 / 橙子	218
芹菜 / 土豆 / 牛奶	218
营养美味食谱	219
芹菜拌腐竹　促进钠排泄、补钙	219
土豆片炒牛肉　平稳血压、补铁	219

产后便秘 220

饮食宜忌	220
膳食纤维促进肠道蠕动，帮助排便	220
多喝水可改善便秘	220
多吃蔬菜和水果	220
适量摄入油脂类食物，润滑肠道	221
增加 B 族维生素供给，提升肠动力	221
每天一杯酸奶，润肠通便	221
辛辣刺激性食物	221
咖啡、浓茶	221
宜吃食物	222
红薯 / 核桃 / 酸奶	222
白菜 / 猪瘦肉 / 苹果	222
营养美味食谱	223
苹果什锦饭　改善便秘	223
木耳炒白菜　润肠通便	223

备孕期和孕期营养决定孩子一生健康

备孕期（女性）

宜

提前 3 个月补充叶酸
补充叶酸可以预防胎儿神经管畸形，备孕女性应该每天补充 400~600 微克的叶酸。

吃富含蛋白质的食物
备孕女性的身体需要足够的蛋白质来帮助胎儿生成细胞。在选择富含蛋白质的食物时，尽量选择热量较少的。

保证 α-亚麻酸的供给
α-亚麻酸是人体必需脂肪酸，在人体内多种酶的作用下，合成 DHA 和 EPA。DHA 和 EPA 是胎儿大脑发育的必需营养素。

摄取丰富的矿物质
钙可以促进骨骼健康，铁可以促进造血，锌可以促进智力发育，碘是甲状腺激素关键微量元素。备孕女性要在孕前开始补充这些矿物质元素。

忌

咖啡因
要避免大量喝咖啡、可乐、浓茶等，它们中含有的咖啡因对胎儿发育不利。

随意用药
备孕女性要避免用药，即便用药，也要在医生的指导下合理用药。

过甜的食物
过食过甜的食物容易导致肥胖，甚至引起糖代谢紊乱，阻碍其他营养素的吸收，因此，孕前要避免吃过甜的食物。

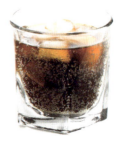

备育期（男性）

宜

提前 6 个月戒烟戒酒
烟、酒都是精子健康的大敌，备育男性要提前半年戒掉烟酒。

补充营养素
备育男性也应补充各种营养素：叶酸、维生素 E、维生素 C 等。

多吃抗辐射的食物
番茄、西瓜、葡萄柚、菜花等富含维生素 C、维生素 E 的食物具有抗辐射作用。

常吃含锌、镁的食物
锌可调节免疫系统的功能，改善精子的活动能力；镁能提高精子的活力。

忌

随意吃药
不少药物可直接扰乱精子 DNA 的合成，包括使遗传物质成分改变、染色体异常和精子畸形。

过多食用芥菜
经常过量食用芥菜可抑制性激素的分泌，可能影响生育能力。

过食烧烤、油炸食物
烧烤和油炸食物时由于高温，导致食用油会产生微量丙烯酰胺，大量摄入这类食品会对精子的生成产生不利影响。

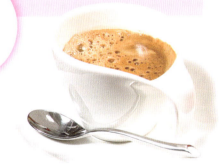

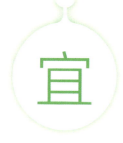

孕前宜吃与忌吃的食物

西蓝花	西蓝花中胡萝卜素、维生素C、膳食纤维及钙、钾等多种矿物质的含量都十分丰富。
牛奶	牛奶是备孕女性补钙的最佳选择。牛奶中钙和磷的比例得当，有利于吸收。同时牛奶还是维生素D和钾的重要来源，能够为备孕女性提供良好的营养储备。
鸡蛋	鸡蛋是人类最好的营养来源之一，它可以给备孕女性提供优质蛋白质，微量元素及维生素E的含量也很丰富。
番茄	番茄中维生素和矿物质含量丰富，生吃鲜番茄可以补充维生素C，熟吃番茄可以补充抗氧化剂番茄红素。
牛肉	牛肉含有丰富的蛋白质，其氨基酸组成接近人体需要，能帮助备孕女性提高抵抗力。中医认为，牛肉有补益中气、滋养脾胃、强健筋骨的功效。
大豆	大豆中的蛋白质含量高、质量好，其营养价值接近于动物性蛋白质，是最好的植物蛋白。黑豆和黄豆等还可以提供备孕女性所需要的膳食纤维、铁、钙、锌等元素。
全麦食物	全麦类食物含有丰富的碳水化合物、B族维生素、铁、锌等，比精米精面含有更多的膳食纤维，能够为备孕女性补充每日所需的多种营养物质。
苹果	苹果富含多种营养成分，如维生素C、钙、钾、硒等，可以提高免疫力。
香蕉	香蕉的营养价值高，热量低，有"快乐水果"和"智慧果"的美誉。香蕉中含有丰富的膳食纤维，有清热解毒、预防便秘的功效。
海鱼	海鱼中富含DHA、EPA、必需氨基酸等，而且含量比例非常适合人体食用。

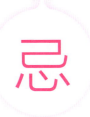

	油炸、辛辣食物	女性若经常进食油炸、辛辣食物，会引起上火、便秘等。
	高糖食物	高糖食物常常会引起糖代谢紊乱，消耗大量的钙，危害健康。
	药物	许多药物会影响精子与卵子的质量，或者有致畸作用。
	罐头食品	罐头食品一般维生素含量低，热量偏高，高盐、高糖，所以应尽量少选用。
	酒类	无论白酒还是啤酒，所含的酒精都是导致胎儿畸形和智力低下的重要因素。
	腌制食品	腌制食品虽然美味，但含亚硝酸盐，且含盐量高，维生素含量低，不适合多吃。
	温热补品	温热补品如人参、鹿茸、桂圆、荔枝等，尽量少吃。
	致敏食物	备孕女性尤其要了解自己对哪些食物有过敏反应，一般来说，海鲜等容易引起过敏体质者过敏，要多加注意。
	生食	生的肉食上面的细菌或寄生虫不能通过加热杀灭，可能会感染人体。如生鱼片含有的弓形虫可能传染给胎儿，所以在孕前一定要少食生肉，最好不食。
	方便食品	方便食品往往高盐、高糖、高脂或者含过多食品添加剂，尽量少吃方便面、方便快餐等。

生命之初的 280 天，给宝宝最好的营养

孕期营养，一人补两人用

孕期的 280 天营养很大程度上会影响母子双方的近期健康和远期健康。

孕期营养是指胎儿的宫内阶段，胎儿从一个小小的受精卵长成足月儿，所需的全部营养都要孕妈妈供给。与此同时，孕妈妈乳腺和子宫的发育、分娩后乳汁的分泌等，都需要充足的营养，因此大部分营养需求量都较孕前有所增加。

宫内营养好是指营养不过剩、不缺乏，胎宝宝到出生时体重达到 3000～3500 克。人的神经系统首先在胚胎期发育，大脑皮质的发育主要在妊娠后期和出生后的第一年，孕期和宝宝出生后的第一年都是宝宝大脑发育的关键期，由此可见，孕期的营养对宝宝大脑发育多么重要。只要孕期合理而均衡地摄入食物，是可以满足孕妈妈和胎宝宝的营养需求的。

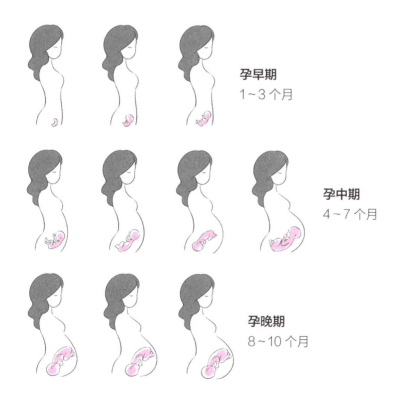

孕早期
1～3 个月

孕中期
4～7 个月

孕晚期
8～10 个月

胎宝宝在妈妈的体内一点一点长大

营养不过剩、不缺乏，宝宝体质好、少生病

孕期营养过剩或缺乏不仅可以导致妊娠期母体并发症的发生，如妊娠高血压、妊娠糖尿病、贫血等，超重和肥胖的孕妈妈分娩时，会由于脂肪堆积，增加软产道阻力，导致产后出血和剖宫产风险增加。

孕期营养过剩或缺乏还容易导致不良的妊娠结局，比如神经管畸形儿、巨大儿、胎儿生长受限等。同时，孕期营养缺乏、胎儿低出生体重除增加其成年期心血管疾病，后代成年期糖代谢异常、中心性肥胖和血脂异常、骨质疏松等成年疾病发生也明显增加。

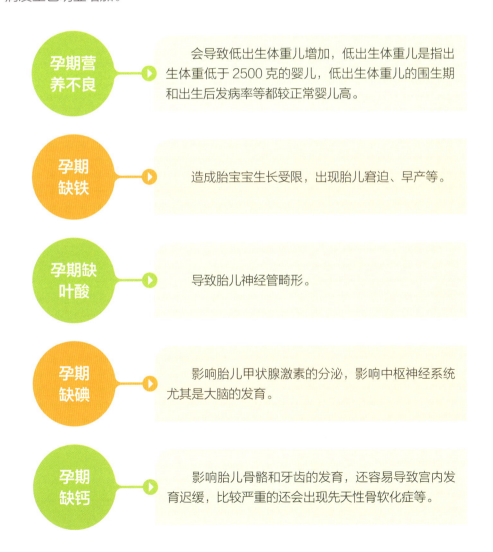

孕期营养不良：会导致低出生体重儿增加，低出生体重儿是指出生体重低于2500克的婴儿，低出生体重儿的围生期和出生后发病率等都较正常婴儿高。

孕期缺铁：造成胎宝宝生长受限，出现胎儿窘迫、早产等。

孕期缺叶酸：导致胎儿神经管畸形。

孕期缺碘：影响胎儿甲状腺激素的分泌，影响中枢神经系统尤其是大脑的发育。

孕期缺钙：影响胎儿骨骼和牙齿的发育，还容易导致宫内发育迟缓，比较严重的还会出现先天性骨软化症等。

孕期怎么调理能让产后奶水又多又好

孕期的营养储备，不仅为了满足孕妈妈自身的身体变化和胎宝宝生长发育的需要，也是为产后哺乳做准备。孕期饮食营养好，乳房得到充分的营养，产后乳汁的分泌就多，更利于实现纯母乳喂养，对婴幼儿的健康十分重要。而要想产后粮仓充足，最好的准备是从怀上开始就均衡合理地饮食。

孕期平衡膳食，并保持适宜的体重增长，使得孕妈妈身体有适当的脂肪储备和各种营养储备，有利于产后泌乳。孕期增加的体重中，有3000~4000克是为了产后哺乳做准备的。在营养均衡的基础上，注重蛋白质、脂肪以及钙等的摄入，能在一定程度上保证产后乳汁的分泌。

母乳的主要成分

- **蛋白质**：主要由酪蛋白和乳白蛋白组成，易消化吸收
- **碳水化合物**：母乳中乳糖含量高，能促进宝宝大脑发育，还能促进肠道有益菌群的生长
- **脂肪**：母乳中脂肪球小，且含多种消化酶，好消化、好吸收
- **维生素**：维生素A、维生素E含量较高，而维生素B_1、维生素B_2、维生素B_6、维生素B_{12}、维生素K、叶酸含量较少，但能满足生理需要
- **矿物质**：含钙、磷、钾、镁、铁等，吸收良好

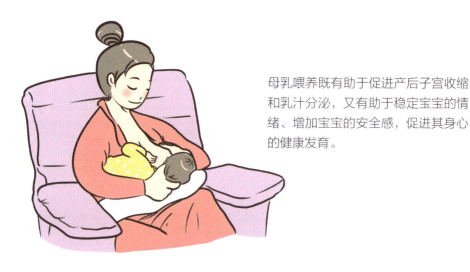

母乳喂养既有助于促进产后子宫收缩和乳汁分泌，又有助于稳定宝宝的情绪、增加宝宝的安全感，促进其身心的健康发育。

月子期吃得好才能恢复快气色好

女人一生中有三个改善体质的黄金期：青春期、月子期和更年期。尤其坐月子，更是女人改善体质的重要阶段，由于分娩时出血多，非常耗损体力，气血、筋骨都很虚弱，需要一段时间来进行调补，因此产后必须坐月子才能恢复健康。如果能抓住这个机会好好调理，新妈妈的身体不但可以恢复到产前水平，气色和体形甚至会比以前更好。

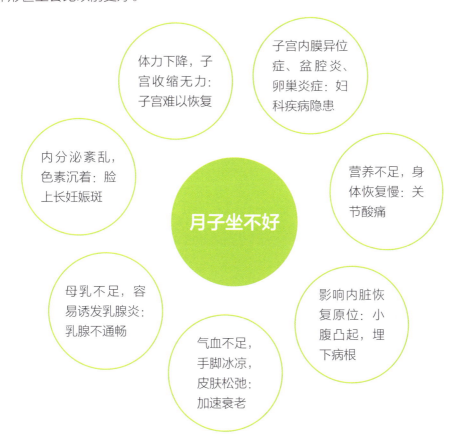

十月怀胎，逐渐长大的胎宝宝和随之变大的子宫使新妈妈的心脏、内分泌系统、关节等发生了相应的改变。这些器官功能的复原都需要月子期悉心的调养。

产后新妈妈身体的恢复，乳汁分泌的多少、乳汁质量的高低，饮食都是至关重要的，但是并不是要大鱼大肉、油油腻腻，而是在科学合理均衡的饮食原则下，不缺乏不过剩，避免产后营养不良和肥胖。

孕产期每日膳食营养素推荐摄入量

营养素名称	孕前	孕早期	孕中期	孕晚期	乳母
蛋白质（克）	55	55	70	85	80
碳水化合物（克）	120	130	130	130	160
亚油酸（占总热量的百分比）	4	4	4	4	4
α-亚麻酸（占总热量的百分比）	0.6	0.6	0.6	0.6	0.6
钙（毫克）	800	800	1000	1000	1000
铁（毫克）	20	20	24	29	24
镁（毫克）	330	370	370	370	330
碘（微克）	120	230	230	230	240
锌（毫克）	7.5	9.5	9.5	9.5	12
硒（微克）	60	65	65	65	78
铜（毫克）	0.8	0.9	0.9	0.9	1.4

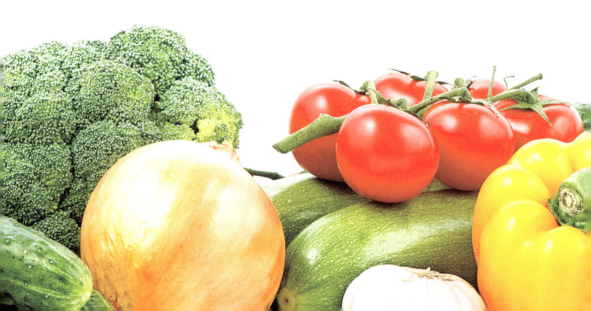

营养素名称	孕前	孕早期	孕中期	孕晚期	乳母
维生素A（微克）	700	700	770	770	1300
叶酸（微克）	400	600	600	600	550
维生素B_1（毫克）	1.2	1.2	1.4	1.5	1.5
维生素B_2（毫克）	1.2	1.2	1.4	1.5	1.5
维生素B_6（毫克）	1.4	2.2	2.2	2.2	1.7
维生素B_{12}（微克）	2.4	2.9	2.9	2.9	3.2
维生素C（毫克）	100	100	115	115	150
维生素D（微克）	10	10	10	10	10
维生素E（毫克）	14	14	14	14	17
维生素K（微克）	80	80	80	80	85
烟酸（毫克）	12	12	12	12	15

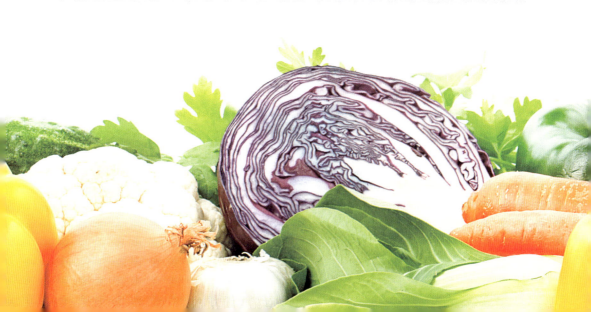

孕期重要数据一览

妊娠是有一定规律可循的，这些规律我们可以用数字体现，如下表：

孕期重要数据	所代表的意义
排卵期同房后 15 天左右	最早的验孕时间
受孕后 40 天左右	早孕反应出现的时间
按照末次月经第一天开始计算，月份减 3 或加 9，日期加 7	预产期的计算
怀孕 6 周	胎心音最早出现的时间
怀孕 12 周内	容易发生自然流产的时间
一般情况下，第一次正式产检在 12 周之前，12~28 周每 4 周检查一次，28~36 周间每 2 周检查一次，36 周后每 1 周检查一次。具体应根据医生的安排进行产检	全程的产检时间
120~160 次 / 分	正常的胎心率
孕 17~20 周	自觉胎动出现时间
一般为每小时 3~5 次	正常的胎动次数
孕 28~32 周	胎动最频繁的时期
孕 34 周后，每周 1 次	胎心监护
羊水的正常深度为 3~7 厘米，超过 7 厘米是羊水增多，低于 3 厘米是羊水减少	羊水深度
12.5 千克左右为宜	孕期体重增加总值
怀孕 28~36 周 +6 天	容易发生早产的时间
孕 37~42 周	足月妊娠
孕 42 周以后	过期妊娠

第 1 章

营养补得够不够，看看体重就知道

孕妈妈的体重增长反映了营养状况

孕妈妈体重的增加和构成

怀孕之后,体重增长是必然的,由于胎儿依靠胎盘获取营养,如果母亲没有获得足够的体重,那宝宝就有可能出现营养不良、生长迟缓等,因此可以说,孕妈妈的体重增长在一定程度上反映了胎宝宝的生长发育情况。

孕妈妈的体重增长中,必要性体重增长是相对稳定的,但是脂肪储备的多少与饮食和运动有关,是可以控制的。

因此,除去必要性体重增长之外,孕妈妈要控制自身的脂肪储备,以免造成脂肪过分堆积,增加妊娠糖尿病、巨大儿等风险。判断孕期营养是否合理,可以通过营养监测和监测孕期体重增长情况来实现。

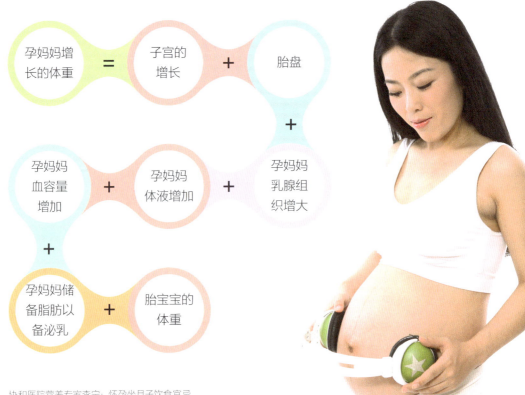

孕妈妈增长的体重 = 子宫的增长 + 胎盘 + 孕妈妈血容量增加 + 孕妈妈体液增加 + 孕妈妈乳腺组织增大 + 孕妈妈储备脂肪以备泌乳 + 胎宝宝的体重

体重增长过多易患妊高征、妊娠糖尿病，生巨大儿

孕妈妈营养过剩容易导致妊娠高血压，血压高会导致胎盘功能下降，导致胎儿生长受限、胎儿窘迫。妊娠糖尿病的孕妈妈血糖过高，多余的葡萄糖会通过胎盘进入胎宝宝体内，容易导致巨大儿（出生体重≥4000克），孕妈妈如果血糖控制不佳，容易导致胎儿肺发育不全，胎儿出生后患新生儿病理性黄疸的可能性也较高，胎儿出生后至成年后发生肥胖、胰岛素抵抗等症的风险都较正常宝宝高。

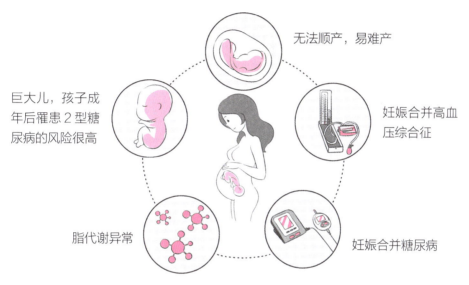

胎宝宝体重达到多少最理想

有的孕妈妈觉得好不容易怀上一个宝宝，就该让他长得大一点、胖一点，这样出生后孩子的身体底子也比较好，其实这是不对的。孕期要讲究营养均衡，宝宝的出生体重在3000~3500克最好生。如宝宝体重低于2500克，就是低出生体重儿，可能胎宝宝的发育有问题，出生后可能出现生长障碍；如果宝宝体重大于4000克，则可能无法顺产，或者容易出现难产。合理、均衡、科学地进行孕期营养和体重的管理才是孕期营养摄入的关键。

> **Tips**
>
> **孕期体重增长过慢的危害**
>
> 孕妈妈如果体重增长过慢，容易导致胎儿发育迟缓、孕妈妈贫血、宝宝出生后免疫力低等问题，因此孕期体重管理是要实现合理的增重。如果体重增长过慢，要通过饮食等方式增重，以保证孕期所需营养。

孕期到底该长多少斤

根据孕前体重指数计算该增重多少

一般来说,使用体重指数即 BMI 来评估孕妈妈的营养状况比较准确,BMI 值还可预估孕期体重增长情况。

体重指数(BMI)= 体重(千克)÷ 身高的平方(米^2)

	孕前 BMI	孕期体重增加(千克)
体重不足	<18.5	12.5~18
标准体重	18.5~23.9	11.5~16
超重	24.0~27.9	7~11.5
肥胖	≥28.0	5~9

例如:身高 1.6 米的孕妈妈,体重 50 千克,BMI=50÷(1.6×1.6)=19.5,孕前体重属于正常,在孕期的总增重控制在 12.5 千克左右较合理,不宜超过 16 千克。

有以下情况的孕妈妈最好进行营养监测
1. 孕前腰围超过 80 厘米
2. 孕前 BMI ≥ 24
3. 孕前肥胖
4. 有糖尿病史
5. 孕早期体重增长超过 2000 克
6. 胎儿过大或过小

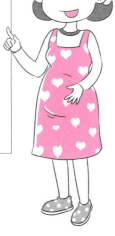

多胞胎妈妈要增重更多吗

怀有双胞胎或多胞胎的孕妈妈要比怀一个宝宝的孕妈妈摄取更多营养，以确保宝宝的生长发育，如果体重增加不足，容易导致早产、出生时体重过轻等问题，但是体重的增长并不是简单的乘2。如果孕前体重在正常范围，孕期可以长16~24千克；如果孕前体重超重，孕期长13~22千克为宜；如果孕前属于肥胖，孕期体重增长应控制在11~18千克。饮食上要均衡，尤其要保证足够的优质蛋白质、B族维生素、钙、铁等，应增加粗粮、蔬菜、水果的摄入。

怀多胎一般需要服用膳食补充剂

加强营养能给多胞胎宝宝提供充足的营养，膳食补充剂对于宝宝的健康发育也十分重要，因此双胞胎或多胞胎妈妈最好咨询专业的营养医师，调整饮食及适当添加膳食补充剂。

高龄孕妈更要关注体重

高龄孕妈比普通孕妈妈更爱发胖，体重增加过多容易导致妊娠糖尿病，腹中的宝宝长得太大会给分娩带来困难。因此要在怀孕之初就控制体重，孕期体重增加最好别超过12.5千克，多吃高蛋白、低脂肪食物，少吃甜食。

> **双胞胎妈妈的膳食总原则**
>
> 1. 少食多餐。
> 2. 粗细粮搭配。
> 3. 保证充足的优质蛋白质的摄入。
> 4. 每天吃足量的蔬菜和水果。
> 5. 各种维生素、矿物质的摄入要充足，比如维生素A、维生素D、叶酸、钙、锌、铁等。

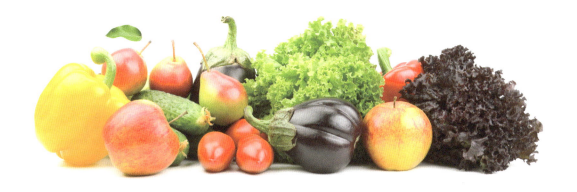

合理的孕期增重计划

要根据不同阶段胎宝宝的发育特点进行孕期体重的管理。

分阶段增重

- 孕早期增长缓慢，不超过 2000 克为宜
- 孕中期胃口好，每周增重 350~400 克
- 孕晚期体重上升快，每周增重不超过 400 克

孕1~3月，胎宝宝各器官发育尚未成熟，发育缓慢，所需营养并不多。孕妈妈的身材没有明显变化，乳房会略有发胀，体重增长较慢，不超过 2000 克即可。此时，没有孕吐的孕妈妈维持孕前的饮食习惯就行，孕吐严重的孕妈妈尽量少食多餐，吃一些清淡易消化的。

孕中期，胎宝宝迅速发育，身长和体重都增长迅猛。表现在孕妈妈身上就是体重增长很快，腹部明显凸起，胸围和腰围也明显增加，每周稳步增重 350~400 克即可，此时是控制体重的关键期，不能让体重疯长。每天需增加 300 千卡热量，饮食要均衡，各种营养素要齐全。

32~35 周是胎宝宝长得最快的，将达到 3000~3500 克的体重。孕妈妈体重上升非常快，体重增长要控制在每周不超过 400 克。每天要增加 450 千卡热量，增加奶类和优质蛋白质的摄入，并少食多餐。

如何管理体重

灵活调整饮食

孕期营养贵在平衡合理，而不是吃得越多越好，要及时通过调整饮食来控制体重的增长。

体重超标的孕妈妈要减少碳水化合物的摄入，增加蔬菜和水果的摄入量，一定不能用严格节食的方法控制体重，否则对孕妈妈和胎宝宝的健康都不利。

如果孕妈妈体重增长过慢，各类营养素都要适当均衡地增加摄入量。如果孕妈妈食量较小，可以减少一些蔬果的摄入，用富含碳水化合物和蛋白质的食物补充。另外，要增加一些零食，比如坚果、牛奶等，还可以喝些孕妇奶粉。实在吃不下饭的孕妈妈，需要遵医嘱补充药用维生素、矿物质等。但是，千万不要靠吃甜食来增重。

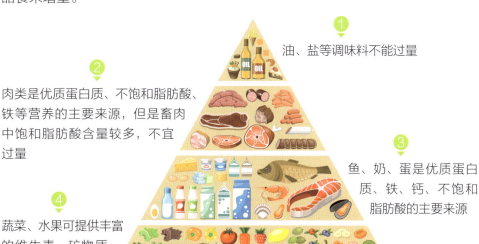

❶ 油、盐等调味料不能过量

❷ 肉类是优质蛋白质、不饱和脂肪酸、铁等营养的主要来源，但是畜肉中饱和脂肪酸含量较多，不宜过量

❸ 鱼、奶、蛋是优质蛋白质、铁、钙、不饱和脂肪酸的主要来源

❹ 蔬菜、水果可提供丰富的维生素、矿物质、膳食纤维及植物化学物

❺ 谷、薯等主食可提供碳水化合物、B族维生素、钙、锌、硒、膳食纤维等，以及植物性蛋白质

适当运动避免肥胖

孕期适当运动,能帮助控制体重,还能帮助孕妈妈保持愉快的心情,对胎宝宝的健康发育也十分有益,还有助于顺产。

运动的范围很广,做做家务、散散步、练瑜伽、游泳、快走、慢跑,只要让身体动起来,都属于孕期运动的范畴。具体运动类别要根据个人情况来,有的人原本就是个健身派,身体可承受的运动强度比较大,只要稍加调整即可。如果孕前就不太做运动,孕期强度也不宜过大。

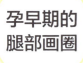

孕早期的腿部画圈

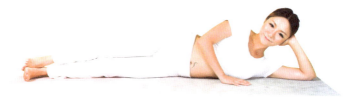

1 左侧卧姿势,双腿伸直,左手支撑头部,右手摊开平放,掌心朝下,自然支撑在胸前。

2 抬起右腿略比胯高,注意腿和脚一定要伸直。然后右脚以顺时针方向慢慢画一个圈,然后悬停在开始的位置,保持2~3秒;再逆时针画一个圈,保持2~3秒。

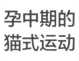

孕中期的猫式运动

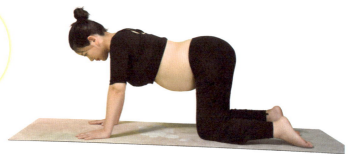

1 四脚板凳式,小腿及脚背紧贴垫子,十指张开撑地,指尖向前,手臂、大腿挺直与地面成直角。注意腰背要挺直,身体与地面平行。

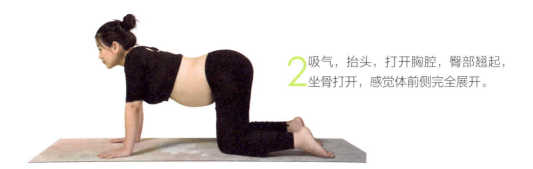

2 吸气，抬头，打开胸腔，臀部翘起，坐骨打开，感觉体前侧完全展开。

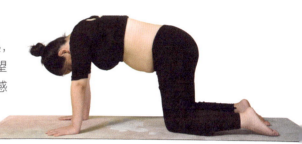

3 呼气，同时慢慢地把背部向上拱起，微微收腹，用下颌靠近锁骨，视线望向大腿位置，直至感到背部有伸展的感觉。把步骤1~3的动作重复3~5次。

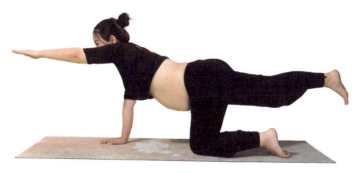

4 完成步骤3后，再次挺直腰背，抬起右腿向后伸直与背部齐平，脚掌蹬直，左手向前水平伸展。抬头，眼望前方，伸展背部。左右轮换，每一侧保持3~5个自然顺畅的呼吸。

孕晚期帮助打开骨盆的敬礼蹲式

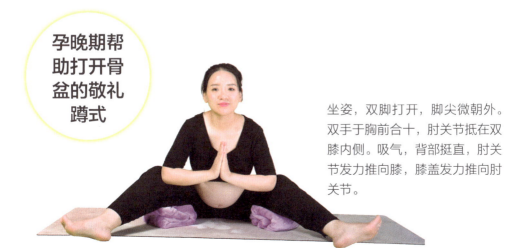

坐姿，双脚打开，脚尖微朝外。双手于胸前合十，肘关节抵在双膝内侧。吸气，背部挺直，肘关节发力推向膝，膝盖发力推向肘关节。

按时产检，监测体重

体重增长过快或过慢、胎宝宝长得过大或过小都要及时调控，管理体重最简便的方法就经常称重，同时要按时产检以了解胎宝宝的情况，比如B超等，能及时发现胎儿的异常，帮助医生制订相应的措施，促进母胎健康。

自己称体重的小细节

1 尽量使用同一台体重秤。

2 每次都在同一身体状态下称：体重在一天内的不同时刻会相差1千克左右，如吃饭或喝水前后、睡觉前后、大便前后的体重会有所差异。最好选择在清晨起床排便后、早餐前，或沐浴后进行测量。每次选择同样的时间点，能保证测量的准确度。

3 称重时尽量穿着薄厚相当的衣服，以求精准。

主要产检时间和项目

产检时间	重点检查项目
0~5周：产检	确定怀孕
5~8周：产检	B超确定妊娠囊位置
6~8周：产检	抽血查甲状腺功能；B超看胎儿心跳
11~14周：产检	颈项透明层厚度（NT）
9~16周：第一次正式产检	给胎宝宝建立档案；做各项基本检查，包括体重、血液、血压、问诊、听胎心音
17~20周：第二次正式产检	唐氏筛查，如唐筛高危，需要做羊水穿刺
21~24周：第三次正式产检	B超大排畸
25~28周：第四次正式产检	妊娠糖尿病筛查
29~32周：第五次正式产检	妊娠高血压综合征筛查
33~34周：第六次正式产检	B超评估胎儿体重，做胎心监护
35~36周：第七次正式产检	阴道拭子、B超、心电图和内检
37周：第八次正式产检	胎心监护、测胎心率、测量骨盆
38~42周：第九次正式产检	临产检查，B超估计胎儿大小和羊水量

注：第一次正式产检前的检查并不是每个孕妇都需要，根据个人实际情况及医生建议予以安排。

第 **2** 章

孕早期（孕1~3月）
还不需要特别补

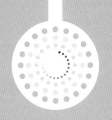

孕1月

胎宝宝的成长轨迹

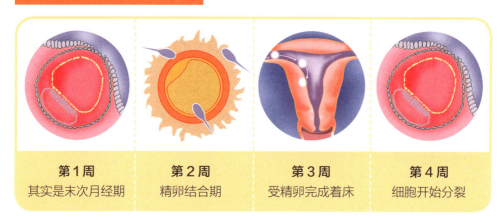

第1周	第2周	第3周	第4周
其实是末次月经期	精卵结合期	受精卵完成着床	细胞开始分裂

胎宝宝：还是一颗小种子

怀孕40周是从末次月经的第一天开始算的，所以前2周还不存在新生命，一直到满2周时孕妈妈才会排卵。第3周开始，一个强壮的精子来到孕妈妈体内，遇到了卵子，这才结合成为受精卵。从这以后还需要5~7天，不断分裂的受精卵才逐步在子宫内着床，这样算来，着床时就已经是孕2月了。所以孕1月，你的体内其实只是一粒小种子，正在等待发芽。

孕妈妈：怀孕的感觉不明显

大部分孕妈妈的孕1月是没有明显反应的，直到一向如约而至的月经迟到一周以上，这个时候敏感的孕妈妈借助验孕试纸或者到医院进行血HCG检测就可以确诊怀孕了。当然，如果停经一周你还没意识到，那么接下来可能会出现的尿频、体温升高、乳房微胀、嗜睡、易疲倦等，也是在提醒你：怀上了。

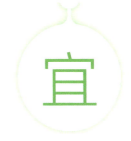

饮食宜忌

✅ 多吃富含叶酸的食物，预防胎宝宝畸形

叶酸对孕妈妈的影响 ▶ 叶酸缺乏不会引起成年人发生畸形，但会导致大细胞性贫血。对于孕妈妈，孕早期叶酸缺乏会导致胎儿发生畸形。

叶酸对胎宝宝的影响 ▶ 胚胎发育早期缺乏叶酸会影响胚胎的神经管发育，导致胎宝宝出现脊柱裂或无脑儿的严重后果。

天然叶酸只能从食物中摄取

人体不能自己合成叶酸，天然叶酸只能从食物中摄取，因此应该牢记这些高叶酸含量的食物，让它们经常出现在你的餐桌上。

富含叶酸的食物	
深绿色蔬菜	菠菜、西蓝花、芦笋、莴笋、油菜
柑橘类水果	橘子、橙子、柠檬、葡萄柚
豆类、坚果类	黄豆及豆制品、花生、葵花籽
谷类	大麦、小麦胚芽、糙米
动物肝脏	猪肝、鸡肝、鹅肝

从食物中获取的叶酸可能不足

含叶酸的食物很多，但由于叶酸具有不稳定性，遇光、遇热容易损失，所以人体真正能从食物中获得的叶酸并不多。比如，蔬菜储存2~3天后叶酸可损失一半，在烹调过程中叶酸也会有所损失。也就是说，除去烹调加工的损失，叶酸的实际吸收利用率可能都不到一半，如果仅靠食物补充，很难达到所需的量。

因此，在以食补为主的基础上，适当补充叶酸制剂是很有必要的。叶酸片主要用于纠正饮食中叶酸摄入不足的情况，但是不能脱离食物而只依靠制剂。**任何一种营养素都要以食物补充为基础。**

孕期每日需摄入叶酸600微克

孕妈妈对叶酸的需求量比正常人高，每日需要约600微克才能满足胎宝宝生长需求和自身需要。如果孕妈妈每天吃400克蔬菜，则可摄入叶酸200微克左右。再加上其他食物如肉类、水果等所含的叶酸，一般是可以满足每日需要量的。但由于食物中的叶酸容易分解，再加上孕期需要量增加，可能就达不到所需的量。所以孕妈妈要同时每天服用400微克的叶酸片即可满足一日的叶酸需求。孕妈妈每天应保证摄入400克蔬菜，并且深绿色蔬菜占到一半，可以获取200微克的叶酸。

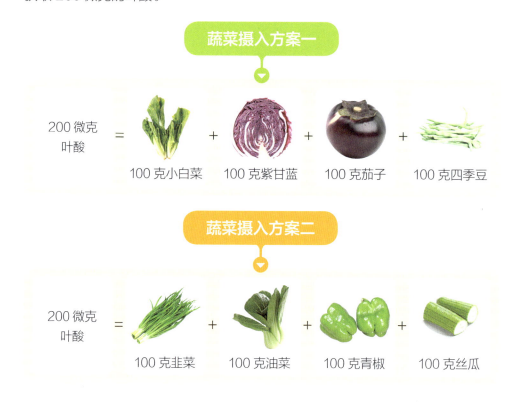

孕前补了叶酸，孕期也要继续补

任何一位孕妈妈都要补叶酸，有的孕妈妈在备孕期就补叶酸了，那么孕期也要继续补，而且要持续整个孕期。虽然孕早期是胎儿神经系统发育的关键期，但叶酸的补充并不能仅限于孕早期，因为在孕中期、孕晚期，胎儿DNA的合成、胎盘、母体组织和红细胞的增加，都将使叶酸的需要量大大增加，此时缺乏叶酸容易导致孕妈妈引起巨幼红细胞性贫血、先兆子痫、胎盘早剥等。

✅ 孕早期不用增加饭量

孕期摄入的营养不仅为孕妈妈自身提供所需的养分,还为宝宝的发育提供营养,但怀孕头 3 个月,尤其是第一个月,胎宝宝并未正式成形,发育很慢,只要孕妈妈不挑食、不偏食,完全可以延续之前的饮食习惯。整个孕期都要注意营养均衡。孕早期体重不宜增加太多,以免增加后期控制的难度。

✅ 每天进食的食物种类越多越好

孕早期的饮食应注意食物的多样化,数量可以不多,但为了保证营养的全面,饮食的种类要丰富多样,比如主食要有谷类和薯类,餐餐有蔬菜,肉类、水果不过量,奶类、豆类、坚果等都要有。

✅ 水果每天吃足 200~350 克就够

很多孕妈妈以为孕期大量吃水果可以让胎宝宝皮肤好,水果富含维生素、矿物质以及植物化学物,对母胎健康都极有好处,但是也不能过量食用,因为一般水果中糖分含量较多,进食过多容易引起肥胖。一般来说,每天水果总量在 200~350 克就够了,并且最好要来自不同的种类,不同种类的水果营养各有不同,可以摄取更全面的营养。

✅ 牛奶和奶制品总量每天不少于 300 克

牛奶中钙的含量达到每 90~110 毫克/100 克,而且其所含的钙是容易吸收的乳钙质,而且牛奶中的乳糖、维生素 D 等都能促进钙的吸收,所以说牛奶中的钙在人体的吸收利用率极高,是人体补钙的极佳来源,其他食物难以比拟。

孕早期每天需摄入奶及奶制品不少于 300 克,以满足孕期对钙的需求,预防孕期出现腿抽筋的情况。

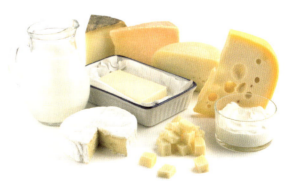

牛奶和奶制品不仅补钙,还含丰富的优质蛋白质、维生素 A,对胎儿发育极有好处。

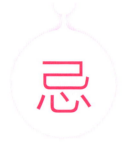

❌ 吸烟

烟草中的尼古丁能抑制卵子的输送和受精卵的着床，或使受精卵的着床部位发生异常。另外，吸烟会降低机体的免疫功能。不仅是孕期，产后也不该吸烟，否则会影响宝宝健康，二手烟也会危害家人健康。

❌ 饮酒

酒精能通过胎盘进入胎儿体内，直接对胎儿产生毒害作用，不仅使胎儿发育缓慢，而且可造成某些器官的畸形与缺陷，如小头、小眼、下巴短，甚至发生心脏和四肢的畸形。

❌ 一个人吃两人量

胎宝宝主要通过胎盘从母体吸收养分，因此孕妈妈的营养直接关系胎宝宝的发育情况，注重饮食营养意义重大，可以说是"一人吃两人补"，但这里并不等于吃两个人的饭。孕期饮食要重质、重营养均衡，而不是一味加量。如果一味加量容易导致孕妈妈肥胖，给顺产带来麻烦，还容易娩出巨大儿。

❌ 大补特补各种保健品

孕1月，孕妈妈不需要额外补充太多营养，复合维生素、钙剂等需要在医生的指导下服用，而且脱离了食补而谈营养补充都是不科学的，任何营养素的补充都需要以食物为基本来源。

❌ 高盐、高糖、高脂肪、高防腐剂类食物

对于不健康的食品，孕妈妈要抵挡住诱惑，尽量远离。其实不只是孕期，平时也不宜多吃，比如各种烟熏食物、腌制食物、方便食品等。

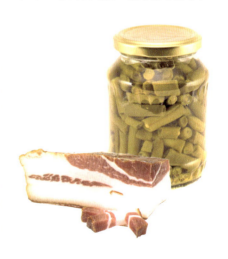

孕1月宜吃食物

✅ 小米

富含B族维生素,可帮助缓解孕早期的疲劳感,还能健脾胃。

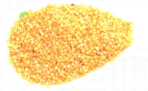

✅ 红薯

富含膳食纤维和β-胡萝卜素,可通便、防便秘。

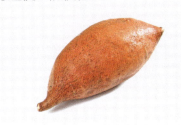

✅ 鸡蛋

富含优质蛋白质,可以提高孕妈妈抵抗力。

✅ 牛奶

富含钙,有效补钙,预防孕期缺钙。

✅ 菠菜

富含膳食纤维、叶酸,可以预防胎儿神经管畸形。

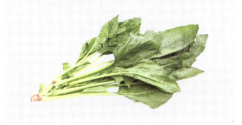

✅ 去皮鸡肉

脂肪含量低,并且可提供胎宝宝发育必需的优质蛋白质。

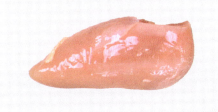

孕1月营养美味食谱

核桃花生粥

改善疲劳、促进睡眠

材料 核桃仁、花生米各30克,小米50克。

做法
1. 核桃仁稍微掰碎;小米洗净;花生米用水浸泡2~3小时。
2. 将小米放入锅中,加足量水,大火煮15分钟,加入核桃仁、花生米,大火烧开,转小火慢熬至浓稠即可。

功效
小米富含B族维生素,可改善孕早期的疲劳状况,还能促进睡眠;核桃、花生所含的锌和不饱和脂肪酸能促进胎宝宝大脑发育。

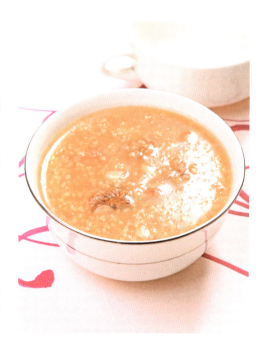

菠菜拌绿豆芽

补叶酸、防便秘

材料 菠菜200克,绿豆芽100克。
调料 白糖、醋、香油各5克,盐2克。
做法
1. 菠菜择洗干净,放入沸水中焯透,捞出切段;绿豆芽掐头、根,烫熟。
2. 将菠菜、绿豆芽盛入碗中,加入盐、醋、香油、白糖,拌匀即可。

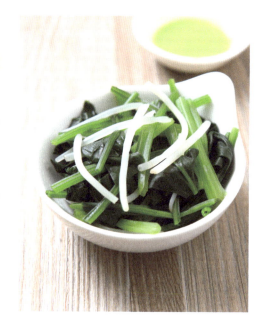

孕1月 常见饮食问题

孕前没有补充叶酸，会影响胎儿发育吗？孕期需要加大补充剂量吗？

之所以强调要孕前就开始补充叶酸，是为使孕妈妈体内的叶酸维持在一定的水平，以保证胚胎早期就有一个较好的叶酸营养状态。如果孕前没有注意补充叶酸，首先要判断自己之前的饮食是不是摄入了足够的新鲜蔬菜水果，以及富含蛋白质、钙、铁、锌的食物。第二，要坚持产检，尤其是一些必要的排畸检查一定不能错过。只要产检时胎儿健康就没问题。第三，不要因为之前没有补充叶酸，孕期就过量补充，叶酸补过量会导致锌缺乏，使胎儿发育迟缓、低出生体重儿增加。

孕妇奶粉含有叶酸，可以跟叶酸片一起吃吗？

一般来说，孕期每天补充叶酸片400微克（1片），再加上每天膳食中摄入的叶酸基本够用了。至于在此基础上再摄入其他食品时，其中强化的叶酸是否会造成过量，不同的人会有不同的结果。如果每天摄入的孕妇奶粉中叶酸的量不超过400微克，即总补充量不超过800微克，从理论上说没有问题。但具体到每个人，最好进行血清或红细胞叶酸的检查，并根据检查结果来决定个体化叶酸的摄入量。

有先兆流产的孕妈妈怎么吃？

孕妈妈体内孕酮低容易造成先兆流产，如果是因为孕酮低造成的先兆流产，医生一般会建议注射黄体酮或者口服黄体酮片进行保胎，同时孕妈妈可以多吃一些富含大豆异黄酮、维生素B_6、维生素C的食物，比如大豆及豆制品、柠檬、桃子、猕猴桃等，同时不要吃过于油腻和寒凉的食物。但是对于那些不是因为孕酮低引起的先兆流产，则不建议盲目保胎。

饮酒后发现怀孕了，怎么办？

长期饮酒是不利于胎宝宝的生长发育的，但是如果偶尔一次饮酒则不必过于纠结，产检的时候将情况告知医生，一定要做好后续的相关检查。

孕2月

胎宝宝的成长轨迹

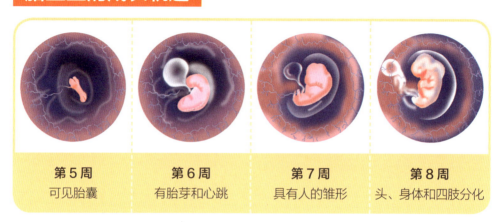

第5周	第6周	第7周	第8周
可见胎囊	有胎芽和心跳	具有人的雏形	头、身体和四肢分化

胎宝宝：有了心跳

孕2月的胎宝宝已经长到葡萄粒大小，但还只能叫作"胚芽"，手脚开始萌发，就像两个可爱的小短桨。从第6周开始，胎宝宝就开始有心跳了，心脏、血管开始向全身输送血液。胎宝宝的脑、脊髓、眼、听觉器官、心脏、胃肠、肝脏从这个时候起初具规模，内外生殖器的原基能辨认，但还分辨不出性别。从这个月开始，保护胎宝宝的羊水开始生成，联系孕妈妈和胎儿的脐带开始形成。

孕妈妈：出现孕吐反应

这个月孕妈妈会食欲缺乏，总有恶心、呕吐的感觉。当然，有的孕妈妈反应很小，而有的孕妈妈会因为饮食无法下咽导致营养失调。恶心感一般在早晨空腹时最为严重。多数孕妈妈会出现尿频、白带增多、乳房增大、乳房胀痛、腰腹部酸胀等身体变化，基础体温会升高。

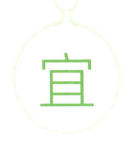

饮食宜忌

✅ 孕吐的孕妈妈，早餐吃点固体食物

有早孕反应的人，一般晨起呕吐严重，而固体食物如馒头、饼干、烧饼、面包片等，可缓解孕吐反应。不断呕吐会造成体内水分不足，要注意补水，但是固体食物和液体食物最好不同食，汤和水在两餐之间饮用。

✅ 食欲不佳的孕妈妈少食多餐以避免营养不良

有早孕反应的孕妈妈总是没食欲，貌似吃了还要吐出来，不吃还好受一些。虽然此时胎宝宝还很小，需要的营养并不多，但是如果进食过少会对母胎健康不利，因此可以每次减少进食量，多吃几次，把一日三餐改为每天吃5~6餐，每餐少吃点。

✅ 保证碳水化合物摄入，避免酮症酸中毒

孕吐严重，甚至影响进食的时候，也要保证葡萄糖的摄入，以供给大脑所需，否则容易发生酮症酸中毒。每天至少保证130克碳水化合物的摄入，但要选择易消化的米、面、饼干等，各种糕点、薯类、根茎类蔬菜和水果中也富含碳水化合物，孕妈妈可以根据自己的口味和喜好加以选择。

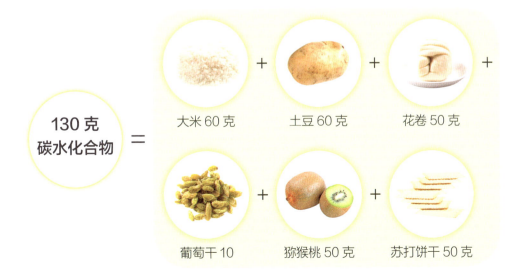

130克碳水化合物 = 大米60克 + 土豆60克 + 花卷50克 + 葡萄干10 + 猕猴桃50克 + 苏打饼干50克

✅ 碘的摄入每天增加 110 微克

碘是人体甲状腺素的组成成分，是维持人体正常发育不可缺少的元素。胎儿期如果缺碘，会导致大脑皮质发育不全，还可能引起克汀病。孕妈妈如果缺碘，可能引起胎儿大脑发育迟缓，甚至流产。孕早期每天碘的摄入量应比孕前增加 110 微克，达到每天 230 微克。在食用加碘盐的同时，每周应吃 1~2 次含碘高的海产品。

✅ 增加 B 族维生素摄入，改善孕吐

B 族维生素可以有效改善孕吐，维生素 B_6 有直接的镇吐效果，维生素 B_1 可改善胃肠道功能，缓解早孕反应。除了补充复合维生素外，尤其要注重膳食补充，鸡肉、鱼肉、鸡蛋、豆类等都是维生素 B_6 的好来源。

✅ 适当吃些少油的凉拌菜

虽然孕妈妈个人口味不同，但凉拌菜的气味一般没有热菜那么强烈，比较清爽、不油腻，凉拌黄瓜、海藻沙拉、大拌菜等都能对孕吐起到一定的缓解作用。

✅ 吃点苏打饼干，可中和胃酸

经常孕吐的孕妈妈可以常备点苏打饼干，苏打饼干是碱性的，能中和胃酸，减轻孕吐反应。如果早晨起床的时候就开始恶心甚至呕吐，可以先吃几块苏打饼干，能让你好过一些。

✅ 喝些自制的新鲜蔬果汁

新鲜的蔬菜和水果富含维生素，可以增强母体的抵抗力，促进胎儿生长发育，还能缓解孕吐。在孕早期也可以将蔬菜和水果搭配起来打成蔬果汁饮用，比如苹果汁、橙汁、芹菜汁等，以在食欲不佳的情况下保证维生素和膳食纤维等的摄入。

但是孕妈妈要注意不能用喝果汁代替吃水果，食欲恢复后最好还是直接吃水果。因为水果打汁尤其是过滤后，除了糖分外，膳食纤维所剩无几，而且容易进食过量，比如直接吃 1 个橙子就很饱了，可是打成橙汁就可能一口气喝下 3 个橙子，也就相当于摄入了更多的糖。而过多的糖会引发肥胖、糖尿病等慢性病。而膳食纤维摄入过少则失去了进食水果的意义，无法发挥调节肠道、预防肥胖等保健作用。

❌ 油腻食物

油腻食物比如红烧肉、地三鲜等，还包括油炸食物比如油条、炸糕等，油脂含量高，不易消化，容易造成消化不良，还容易引起血脂升高。而且经过高温油炸的食物还可能含有致癌物，因此孕妈妈要少吃或不吃这类食物。

❌ 过食某些酸味食物

有些孕妈妈喜欢多吃酸味食物来开胃，但要注意的是有些酸味食物不宜多吃。如泡菜等，这类食物属发酵食品，如制作过程控制不严，可能会有细菌繁殖，而且发酵过的蔬菜维生素损失也较多。再比如某些口感酸甜的糖渍水果干，在制作过程中不仅添加了大量的糖，还有大量的盐和防腐剂，多吃不利健康。可以选择一些新鲜的酸味水果蔬菜，如番茄、樱桃、杏、橘子、草莓等。适量吃这类酸味食物可增进孕妈妈的食欲，同时增加多种营养素的摄入。

❌ 过量补燕窝、海参等补品

有的孕妈妈家庭条件好，恨不得每天一只海参、一碗燕窝，目前没有明确研究证明吃这些食物对孕妈妈和胎宝宝有太大益处。并且海参、燕窝中的营养如蛋白质、碳水化合物以及一些矿物质完全可以从普通食物中摄取，而燕窝、海参等如果孕前没吃过，孕期也不宜轻易尝试，以免引起过敏反应或消化不良。

❌ 擅自服药

孕期，尤其是孕早期是胎儿发育的敏感期，也是致畸敏感期，容易受到药物的影响，应该避免使用任何药物。但是当病情的威胁大于药物的威胁时，也要遵医嘱适当用药。切记，一定不要自行使用任何药物，要在医生的指导下使用。

> **Tips**
> **孕期感冒怎么办**
> 不管何种感冒都要多喝水、多休息。低热时采用物理法降温，比如洗温水澡、用温水擦拭身体、泡脚等；当发热达到38.5℃的时候，则需要遵医嘱服用退烧药。

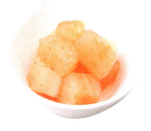

泡菜

宜

孕 2 月宜吃食物

✅ 大米

富含碳水化合物，可避免孕妈妈酮症酸中毒，还能补中益气、健脾养胃。

✅ 燕麦

富含碳水化合物、B 族维生素、膳食纤维等，可以改善孕吐、润肠通便。

✅ 海带

富含碘，有利于维持孕妈妈和胎儿碘平衡，避免胎儿大脑发育不全。

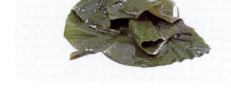

✅ 猪瘦肉

富含 B 族维生素、优质蛋白质，有利于缓解孕吐、提高免疫力。

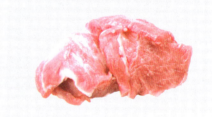

✅ 草菇

富含维生素 C，可增强免疫力、促进排毒、预防感冒。

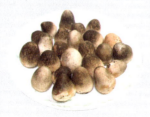

✅ 苹果

富含碳水化合物、B 族维生素、维生素 C，能改善孕妈妈胃口，生津止渴。

孕2月营养美味食谱

红豆饭

补益气血

材料 大米75克,红豆25克。
做法
1. 大米洗净,用水浸泡30分钟;红豆洗净,用清水浸泡2~3小时。
2. 大米和浸泡好的红豆倒入电饭锅中,加入适量清水,按下"蒸饭"键,蒸至电饭锅提示米饭蒸好即可。

功效
大米富含碳水化合物,红豆含铁丰富,具有补血、增强抵抗力的功效。两者搭配食用,有益气补血的作用。

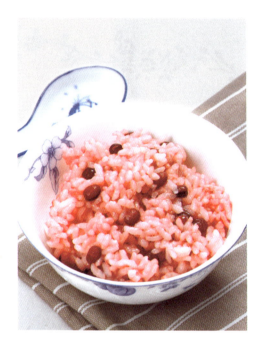

海带肉卷

补碘、排毒

材料 泡发海带200克,猪瘦肉馅100克,豆腐、鲜香菇各50克。
调料 盐3克,酱油、水淀粉、淀粉各10克,葱末、姜末、香油、香菜梗各2克。
做法
1. 泡发海带洗净,切大片;鲜香菇洗净,切粒;豆腐碾碎,加肉馅、葱末、姜末、香菇粒,放酱油、盐、水淀粉、香油调味;香菜梗稍烫。
2. 将海带铺平撒淀粉,酿上肉馅卷成卷,扎上烫好的香菜梗,上笼蒸熟,将原汁勾芡浇在上面即可。

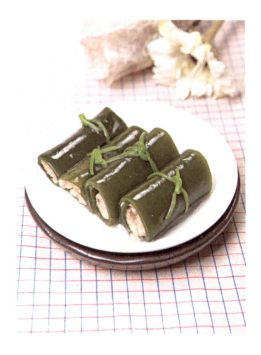

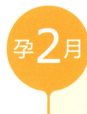

孕2月

常见饮食问题

妊娠反应很大，什么也吃不下，还经常恶心呕吐，会影响宝宝发育吗？

孕早期胎宝宝处于器官和组织分化的阶段，对营养的需求并不是很高，孕妈妈只要是能吃东西，影响就不大。如果呕吐非常严重，自己很担心，可以去医院做个检查，如果尿酮体呈阳性，就需要补充碳水化合物，如果实在吃不下，可以通过输液来暂时缓解一下。

可以用柚子、橙子加少量蜂蜜或冰糖榨成果汁饮用。柚子可以缓解孕妈妈食欲缺乏，橙子有生津止渴、消食开胃的功效，和适量蜂蜜或冰糖搭配，酸甜可口。如果孕妈妈实在吃不下东西，喝上一杯这样的果汁也能补充一些营养。

几乎没什么妊娠反应，只是偶尔有轻微的恶心，是不是胎儿没有发育呢？

妊娠反应每个人都不一样，有的人可能整个孕期都会呕吐，也有的人并不呕吐。这和孕妈妈体内的孕期激素水平并不是完全对应的，与胎宝宝发育好不好也没有关系。不需要因为自己反应不强烈而担心。如果实在放心不下，就去医院检查一下，做个B超就啥都清楚了。不过一般都没事，按要求12～13周孕检就行。

孕早期由于体内激素剧变，很多孕妈妈有乏力、疲倦等感觉，这也属于正常现象。另外，从营养角度来说，倦怠可能与B族维生素缺乏有关，特别是维生素B_1的缺乏。维生素B_1缺乏会影响碳水化合物的氧化代谢，导致热量利用不足。孕妈妈可以多吃些粗粮，如新鲜玉米、小米、燕麦、全谷物等，以补充维生素B_1。

一喝牛奶就腹泻，怎么办？

牛奶是孕妈妈所需钙质的良好来源，但有些孕妈妈喝牛奶会产生腹泻，通常由两种原因所致：乳糖不耐受和对牛奶过敏。乳糖不耐受的主要表现为腹胀、腹泻，孕妈妈可以改喝酸奶，并少量多次饮用，症状可有所缓解。而对牛奶过敏则表现为呕吐、腹泻、恶心等，是对牛奶中蛋白质过敏，发生此症要避免食用牛奶及奶制品。

孕3月

胎宝宝的成长轨迹

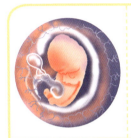

第9周
头大于体干，胎盘发育

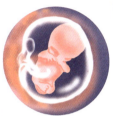

第10周
各器官形成

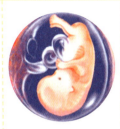

第11周
各器官继续发育，胎盘清晰可见

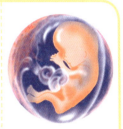

第12周
外生殖器已发育，四肢可活动

胎宝宝：大脑迅速发育

满3个月的胎宝宝，无论是脏腑器官还是四肢和五官，轮廓都比之前更清晰，已经呈现出明显的人形了。从第9周开始，手臂已经较长，也有一些骨骼的初步发育，甚至能让手臂弯曲，而且眼皮和外耳也都逐渐发育着。第11周，胎宝宝体内的内脏逐步发育，其中肝脏已经在制造红细胞了。第12周开始，胎宝宝会逐渐出现性特征，指甲也长出来了，大脑细胞也正在快速发育。

孕妈妈：早孕反应依然存在

到这个月末，子宫会长到拳头大小，在下腹部、耻骨联合上缘处可以触摸到子宫底部。乳房继续变大，乳头、乳晕、外阴颜色继续加深，阴道分泌物增多且比较黏稠。早孕反应依然存在，头发、皮肤会失去光泽，妊娠斑开始出现，原有的黑痣颜色也会加深。体内激素的变化影响着孕妈妈的心情，情绪起伏变化明显。

宜 饮食宜忌

✅ 不用过分强调饮食均衡，可根据自己的口味选择

这个月的妊娠反应仍较为严重，有呕吐反应的孕妈妈可以不必过分强调饮食平衡，应根据个人的饮食嗜好和口味选择清淡、易消化的食物，通过少食多餐的方式尽可能多进食一些食物，以免妊娠反应引起营养缺乏。应选择新鲜食物，尽量避免吃油炸、辛辣的食物。

✅ 蛋白质每天55克就够

此时孕妈妈所需的蛋白质不必增加数量，跟孕前一致即可，每天55克（相当于2个鸡蛋+200克去皮鸡肉的量），但要保证质量。鱼虾类、去皮禽肉、瘦肉、蛋类、乳类、豆类及豆制品都是优质蛋白质的良好来源。虽然谷类中的蛋白质不是优质蛋白质，但是谷类是一日膳食的重要部分，也是蛋白质来源最多的部分，因为谷物和其他食物的蛋白质能够互补，把谷物（缺乏赖氨酸）和豆类（富含赖氨酸）一起搭配来吃（比如红豆饭），可以获取高质量的蛋白质。

✅ 多吃鱼类补充DHA，胎宝宝更聪明

鱼类中含有优质蛋白质，以及健脑物质DHA、EPA、卵磷脂等，有益于胎宝宝的大脑发育和中枢神经系统的发育，鲈鱼、草鱼以及三文鱼、鳗鱼、鳕鱼等深海鱼类都是很好的选择。孕妈妈的饮食中每天应该保持鱼类的摄入量达到75克左右，体重增加过多的孕妈妈甚至可以适当减少畜肉的摄入，代之以鱼肉。孕妈妈吃鱼以清蒸最好，可避免油腻，也可炖汤，但要少放调料，清淡为好。

✅ 细嚼慢咽，促进营养吸收

怀孕后，胃肠、胆囊等消化器官蠕动减慢，消化腺的分泌也有所改变，消化功能减弱。特别是孕早期，由于妊娠反应，食欲缺乏，食量相对减少，这就更需要在吃东西时尽可能地多咀嚼，做到细嚼慢咽，以促进唾液分泌。唾液中含有大量消化酶，可在食物进入胃之前对其进行初步的消化，有利于

保护胃黏膜。同时也能有效地刺激消化器官分泌消化液，更好地消化，更多地吸收。

✅ 增加粗粮摄入，达到总量的 1/5～1/2

适当增加粗粮的摄入，可以防止孕期便秘，还能防止体重增长过快，并且能够补充精米精面中缺失的 B 族维生素和锌等成分。玉米、燕麦、荞麦、红豆、绿豆等都是很健康的粗粮，根据个人的具体情况，可以占全天主食总量的 1/5～1/2。

✅ 每天主动喝水 1500～1700 毫升

孕妈妈在孕期和产后，对水分的需求量会比平时有所增加，因为羊水和乳汁都是由水分构成的，因此要注意通过流质饮食等多补充所需水分。一定不要等到口渴才喝水，因为一旦觉得口渴，说明体内水分已经失衡，经常如此会对身体产生伤害。补水最直接的方式是喝水，在以此为主的基础上，还可以通过纯果汁、牛奶以及汤、粥等来补水。孕妈妈可在起床后空腹喝一杯温水，补充睡眠中丢失的水分，润肠通便，日间活动时可每隔 1～2 小时喝一次水。

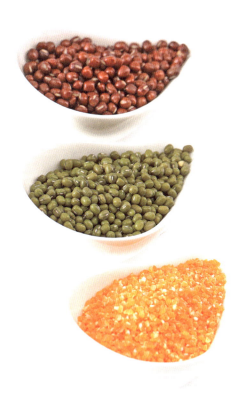

忌

❌ 千滚水

"千滚水"就是久沸或反复煮沸的开水，这种水因煮得过久，水中不挥发性物质，如钙镁盐、亚硝酸盐等含量很高。而且随着水分的不断蒸发，水中的亚硝酸盐等有害物质的浓度会相对增加。长时间饮用这种水，会影响人的胃肠功能，甚至会出现心悸、腹胀、头晕等不适。

❌ 储存超过24小时的开水

孕妈妈要注意，隔夜存放的开水中含氧量会大大降低。在保温瓶中存放的开水也不应该超过24小时，否则亚硝酸盐含量会增加，对孕妈妈的身体健康有害。

❌ 可能含有弓形虫的食物

在孕早期急性感染弓形虫会对胎儿造成不利影响，所以，食用所有的肉类时，都必须彻底煮透方可食用，生鱼片或者涮火锅时没有煮熟的肉片都可能传染弓形虫。

❌ 久存久放的食物

放置时间过长的食物，有的从外表看不出腐坏，但是对身体是有害的，例如，超过保质期的面包、发黄的蔬菜，尤其是发芽的土豆和花生，久存的土豆中龙葵素含量高，久存变质的花生则会致癌，可能导致胎儿神经发育缺陷。所以，孕妈妈不宜吃久存的食物。

❌ 容易导致过敏的食物

有些过敏体质的孕妈妈可能会对某些特定食物过敏。孕妈妈吃了这些食物后可能会影响宝宝的正常生长，也可能会造成将来宝宝对此种食物容易过敏。因此过敏体质的孕妈妈要注意：

- 一定不要再进食曾经引起过敏的食物。
- 不要食用从未吃过的食物。
- 食用异蛋白类食物，比如动物肝脏、蛋类、鱼类的时候，一定要彻底熟透。

孕 3 月宜吃食物

✅ 黄豆

所含蛋白质可媲美动物蛋白，还含有钙质，能促进胎宝宝生长发育。

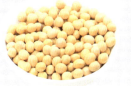

✅ 核桃

富含不饱和脂肪酸、维生素 E、镁等，可以促进胎宝宝大脑发育。

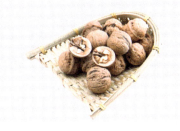

✅ 鳕鱼

富含 DHA、优质蛋白质、维生素 A 等，有利于促进胎宝宝脑神经、眼睛等的发育。

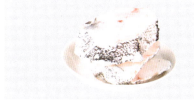

✅ 西蓝花

富含胡萝卜素、维生素 C、类黄酮等，能增强孕妈妈的免疫力。

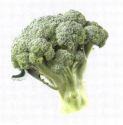

✅ 莲藕

含有黏液蛋白、膳食纤维、淀粉，能增强免疫力、增进食欲、促进消化。

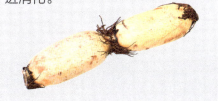

✅ 花生

富含不饱和脂肪酸、镁、B 族维生素，有利于胎宝宝大脑发育，缓解孕妈妈妊娠反应。

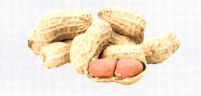

孕3月营养美味食谱

四喜黄豆

补充优质蛋白质

材料 黄豆120克,青豆、胡萝卜、莲子、瘦肉各30克。
调料 盐3克,料酒、水淀粉各适量。
做法
1. 将材料分别洗净后,瘦肉切粒,胡萝卜去皮切粒,黄豆先用清水浸泡2小时后煮熟备用,莲子煮熟。
2. 在瘦肉粒中加适量盐、料酒、水淀粉腌好,倒入油锅中炒熟,再加入黄豆、青豆、胡萝卜粒和莲子。
3. 将熟时加盐调味,用水淀粉勾芡即可。

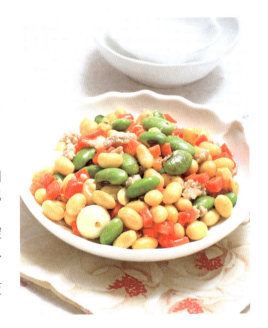

清蒸鳕鱼

促进胎儿大脑发育

材料 鳕鱼块300克。
调料 香菜、葱丝、红椒丝、盐、料酒、酱油、水淀粉各适量。
做法
1. 鳕鱼块洗净,加盐、料酒和酱油抓匀,腌渍20分钟。
2. 取盘,放入鳕鱼块,送入烧沸的蒸锅蒸15分钟,取出。
3. 锅置火上,倒油烧至七成热,加葱丝、红椒丝炒出香味,淋入蒸鳕鱼的原汤,用水淀粉勾芡,淋在鳕鱼块上,撒上香菜即可。

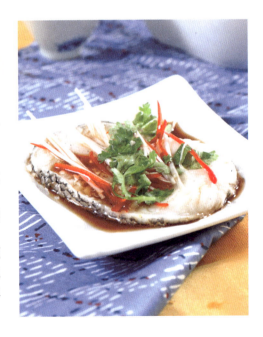

蒜蓉西蓝花

增强免疫力

材料 西蓝花400克，蒜蓉20克。
调料 盐3克，水淀粉适量，香油少许。
做法
1. 西蓝花洗净，去柄，掰成小块。
2. 锅置火上，倒入清水烧沸，将西蓝花焯一下，捞出。
3. 锅内放油，烧至六成热，将蒜蓉下锅爆香，倒入西蓝花，加盐翻炒至熟，用水淀粉勾芡，点香油调味即可。

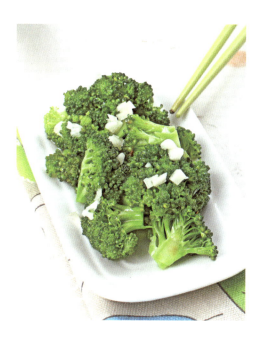

山药莲藕桂花汤

滋阴养胃、促进食欲

材料 山药200克，莲藕150克，桂花10克。
调料 冰糖10克。
做法
1. 莲藕去皮，洗净，切片；山药去皮，洗净，切片。
2. 锅内放入适量清水，先放入藕片，大火煮沸后改小火煮10分钟，然后将山药片放进锅中，用小火继续煮20分钟，加入桂花，小火慢煮5分钟，放入冰糖煮至化即可。

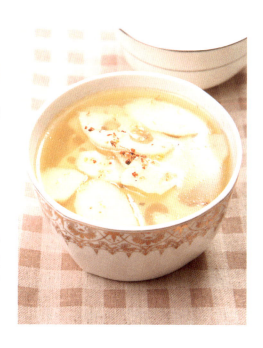

孕3月 常见饮食问题

有必要吃蛋白粉吗?

蛋白粉一般是采用提纯的大豆蛋白,或酪蛋白、乳清蛋白,或上述几种蛋白的组合体,可为缺乏蛋白质的人补充蛋白质。对于健康人而言,奶类、蛋类、肉类、大豆等富含优质蛋白质,只要坚持食物丰富多样,就完全能满足人体对蛋白质的需要,没有必要再补充蛋白粉。如果由于个人体质原因导致蛋白质吸收率低,可遵医嘱适当补充蛋白粉。

不喜欢核桃的味道,感觉有些难以下咽怎么办?

核桃虽好,但也不是所有人都喜欢它的味道,尤其是生核桃有点涩味。如果不喜欢直接吃核桃,可以在煮粥时加入一些,也可以和其他豆类、花生、芝麻一起打成豆浆喝。这两种方法既能保证核桃的营养,还能让核桃变得更美味。此外,孕妈妈还可以选择葵花籽、南瓜子、松子、开心果等其他坚果类食物,但注意每天摄入量以 25~30 克为宜,大约一个手掌心的量。

肠胃不好,吃粗粮不好消化怎么办?

有些孕妈妈脾胃比较虚弱,全麦食物吃了不容易消化,甚至会导致肠胃胀气等。如果是这种情况,建议可以吃点发面的主食,因为酵母中含有丰富的 B 族维生素,还有助于缓解孕吐。

不喜欢吃鱼怎么办?

不喜欢吃鱼的孕妈妈容易缺乏不饱和脂肪酸、维生素 D 等营养物质,可以通过以下营养补偿方案来加以改善:

1. 食用鱼肝油。孕妈妈最好选择以未被重金属污染的深海鱼为原料提炼而成的鱼肝油。但是要咨询医生,适量进补。

2. 用坚果当加餐。坚果不饱和脂肪酸含量丰富,还有助于润肠通便,可以作为不吃鱼的孕妈妈的一种营养补充。

3. 适当增加去皮禽肉、畜类瘦肉。这类食物富含优质蛋白质、不饱和脂肪酸以及矿物质,孕妈妈可适当多吃一些。

第 3 章

孕中期（孕4~7月）
体重平稳上升

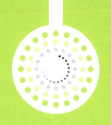

孕4月

胎宝宝的成长轨迹

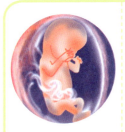
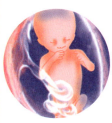
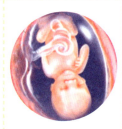
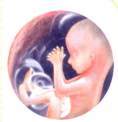

第 13 周
长出眼睛，但眼睑紧紧闭合

第 14 周
能皱眉、做鬼脸、吸吮自己的手指

第 15 周
在羊水中练习呼吸

第 16 周
长出毛发，有呼吸运动

胎宝宝：能看出性别了

胎宝宝的很多内脏器官开始发挥功能。第 14 周就已经能够分辨出性别了，男宝宝的外生殖器已凸出，女宝宝卵巢开始形成。第 15 周的胎宝宝成长速度越来越快，这时候胎宝宝的骨骼发育得更加完善，胎宝宝头上发旋的位置与纹路也开始形成。到了第 16 周，胎宝宝身体内外的构造更加完整，眼球会动了并开始频繁活动，第 16 周末有些孕妈妈会感觉到胎动。

孕妈妈：胃口大开

孕妈妈的食欲开始增加，口味也会发生一些变化，可能孕前不喜欢吃的东西现在一下子又想吃了。此时，孕妈妈的子宫已经长到小孩的头一样大小，妊娠反应逐渐消失，但是可能会出现白带多、腹部沉重感、尿频等情况，妊娠斑也越发明显。因为胎盘的发育完成，流产的可能性会大大减少，现在是较舒服的孕中期了。

饮食宜忌

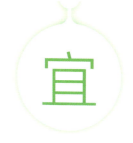

✅ 每天增加 300 千卡热量

孕中期是胎宝宝快速生长的阶段,孕妈妈需适当增加热量。中国营养学会推荐孕妈妈在孕中期每天宜增加 300 千卡的热量。300 千卡只需比平时每天多吃以下食物:

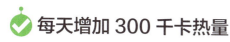

150 克草鱼 + 30 克红豆 + 200 克牛奶

✅ 总热量不超标,避免肥胖和妊娠糖尿病

通过饮食摄入的总热量是影响血糖变化的重要因素,所以孕妈妈必须限制每日从食物中摄入的总热量,要做到控制进食量、少吃肉、多吃蔬菜、适当吃水果。不要进食含糖高的食物,含糖高的食物进食过多可导致血糖过高,加重妊娠糖尿病,增加巨大儿发生率。

✅ 增加蛋白质的量,孕中期每天需要 70 克

蛋白质是构成胎宝宝心脏、肌肉、大脑的基本物质,胎宝宝的生长发育离不开蛋白质。胎盘和乳房等组织的增长都需要蛋白质,蛋白质还能促进产后乳汁的分泌。中国营养学会推荐蛋白质应占到总热量的 10%~15%,孕中期蛋白质每日需要量要达到 70 克,并且优质蛋白质的摄入量应该占到蛋白质摄入总量的一半。

从动物性食物中摄取蛋白质时,要避免脂肪和胆固醇摄入过多。虽然谷类、豆类、薯类等植物性食物中蛋白质的质量不如动物性食物,却是人们必不可少的主食,是膳食蛋白质的主要来源。平时注意谷豆搭配来实现蛋白质互补,从而提高蛋白质吸收率。

优质蛋白质

1. 大豆及豆制品
黄豆、黑豆、青豆、豆腐、豆腐皮等。
2. 鱼、肉类
畜瘦肉,去皮禽肉,各类鱼、虾。
3. 蛋类
鸡蛋、鸭蛋、鹌鹑蛋。
4. 奶及奶制品
牛奶、奶酪、酸奶。

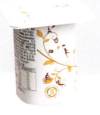

多吃深色水果，摄取植物化学物

水果具有低热量、低脂肪、高膳食纤维、高维生素和矿物质的特点，孕妈妈经常吃水果有益于预防孕期不适，尤其是深色水果含有更多的营养物质，如花青素、番茄红素等，可以帮助孕妈妈预防妊娠斑的形成。常见的深色水果有葡萄、桑葚、草莓、芒果等。

适当摄取胆碱含量高的食物

对于孕妈妈来说，胆碱的摄入是否充足，直接影响着胎宝宝大脑的发育。如果孕妈妈缺乏胆碱，就会导致胎宝宝的神经细胞凋亡，新生细胞减少，进而影响大脑的发育。尽管人体能自己合成胆碱，但由于孕期需求量增加，孕妈妈要注意适当摄取含胆碱的食物，进行额外补充。富含胆碱的食物有动物肝脏、鸡蛋、红肉、奶制品、豆制品、花生等。

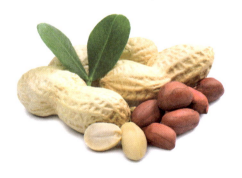

为产后乳汁分泌储备营养

孕期的营养储备，不仅为了满足孕妈妈自身的身体变化和胎宝宝生长发育的需要，也是为产后哺乳做准备。孕期营养储备得好，乳房就能得到充分的营养，产后乳汁分泌得就多，奶水的质量也高。

孕期平衡膳食，并保持适宜的体重增长，使得孕妈妈身体有适当的脂肪储备和各种营养储备，有利于产后泌乳。孕期增加的体重中，有3000~4000克是为了产后哺乳做准备的。在营养均衡的基础上，注重优质蛋白质、脂肪以及钙等的摄入，能在一定程度上保证产后乳汁的分泌，因此孕期要多吃大豆及豆制品、鱼虾类、蛋奶类食物等。

哺乳期所需主要营养素的每日摄入量

磷	720毫克	维生素A	1300微克
铁	24毫克	维生素B_1	1.5毫克
碘	240微克	维生素B_2	1.5毫克
锌	12毫克	维生素B_6	1.7毫克
硒	78微克	叶酸	550微克

❌ 过量吃甜食

甜食含有大量蔗糖、葡萄糖,比如白糖、蜂蜜、巧克力、冰激凌、月饼、甜饮料等。吃了这些食物,糖分会很快被人体吸收,血糖陡然上升并持续一段时间(维持时间较短),造成血糖不稳定或波动,长期食用这些食物还会导致肥胖,极易引起妊娠糖尿病。

❌ 无节制吃零食

从饮食方式上说,不能无节制地吃零食,尤其是糖果、点心、冰激凌、炸薯条、爆米花等,这类零食多高糖、高脂。但健康的零食是可以作为一日三餐之外的营养补充的,孕妈妈可以每天吃一小把坚果种子类食物,如核桃、杏仁等,它们中的不饱和脂肪酸、钙、锌等成分还有助于胎宝宝大脑发育。

❌ 严格节食控制体重

孕妈妈从怀孕开始就要注意饮食均衡,避免超重,但是如果控制不好而增重过多,也不要用严格节食、控制食欲的方式,否则会严重影响自身的健康,对胎宝宝的发育也不利。如果体重超标,应该减少高热量食物的摄入,比如糖果、巧克力、糕点、甜饮料、炸鸡翅等。

同时要定期做产检,及时监测胎宝宝情况。想保持身材的孕妈妈也不要在孕期控制饮食,要科学合理地增重,避免超重,等产后通过饮食和运动调理来恢复身材。

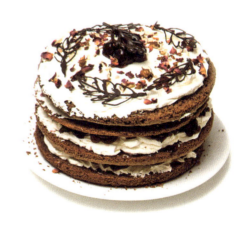

宜

孕 4 月宜吃食物

✅ 板栗

富含碳水化合物、蛋白质、B族维生素，为孕妈妈提供所需热量，有利于增强体力。

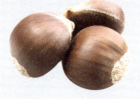

✅ 油菜

富含维生素C、叶酸、植物化学物叶黄素等，具有提高免疫力、抗氧化等功效。

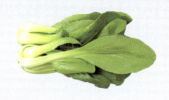

✅ 口蘑

富含膳食纤维，可预防妊娠糖尿病，还能润肠通便，促进排毒。

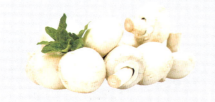

✅ 豆腐

富含蛋白质和钙，能为孕妈妈和胎宝宝提供优质蛋白质，还能促进其骨骼发育。

✅ 牛肉

富含优质蛋白质、铁等，能补虚、提高孕妈妈抗病能力。

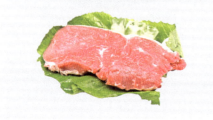

✅ 葡萄

富含维生素C和植物化学物花青素，有缓解孕吐、安胎的功效。

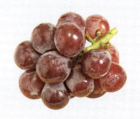

孕4月营养美味食谱

板栗烧香菇

健脾益气

材料 香菇300克,板栗肉100克,油菜50克。

调料 葱花20克,蚝油、白糖各5克,水淀粉适量。

做法

1. 锅内放水,将板栗肉煮熟,捞出沥干,切片;香菇洗净,去蒂,切块;油菜洗净,切段。
2. 油锅烧热,放入板栗肉、油菜段和香菇块爆香。
3. 放入蚝油、白糖、少量清水翻炒至入味,加入水淀粉勾芡,盛盘后撒上葱花即可。

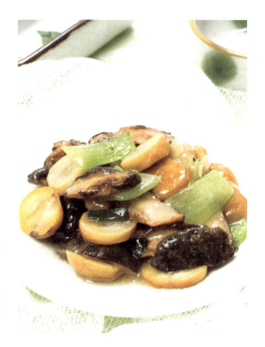

牛肉炒鸡腿菇

促进胎宝宝生长发育

材料 鸡腿菇200克,牛肉100克。

调料 葱花、姜末、盐、白糖各5克,酱油、料酒、香油、淀粉、水淀粉各适量。

做法

1. 鸡腿菇洗净,切片;牛肉洗净,切片,用淀粉、料酒、酱油腌制10分钟。
2. 锅置火上,倒入油烧至五成热,下葱花、姜末爆香,倒入牛肉片滑散至变色。
3. 放鸡腿菇片,加入酱油、白糖、盐翻炒至熟,最后用水淀粉勾芡,点香油调味即可。

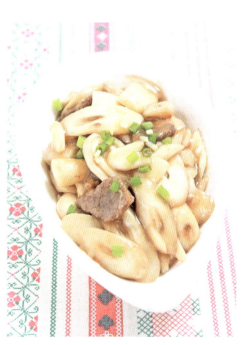

孕4月 常见饮食问题

"爱吃酸味食物能生儿子",这种说法有科学依据吗?

这种说法流传已久,但是没有科学依据。怀孕期间,母体和胎儿的胎盘会分泌一种物质——绒毛膜促性腺激素,该物质可抑制胃酸分泌,影响肠胃消化吸收功能,从而引发早孕反应。而酸味食物能促进食欲,但与胎宝宝的性别毫无关系。胎宝宝的性别早已由精子中的染色体决定了。

怀孕4个月了,腹部仍然没有明显增大,是不是胎宝宝营养不良呢?

如果饮食正常、精神状态良好,孕妈妈完全可以放轻松。一般来说,身材矮、较胖的孕妈妈可能腹部增大比较明显,而身材较高、较瘦的孕妈妈则与孕前几乎没什么差别。但是,如果孕妈妈既感觉不出腹部增大,又有急剧消瘦的现象,就需要到医院做一下检查了。需要强调的是,切忌做一些会影响胎宝宝的检查项目,比如X线检查等。

体重增加过多怎么办?

虽然孕期体重增加过多会增加患高血压和生巨大儿的可能性。但是也不要进入饮食误区,靠严格节食来减轻体重。请医生给你一些均衡饮食的建议,使你能够达到孕期的标准体重。

很喜欢吃水果,可以多吃水果少吃一点蔬菜吗?

水果和蔬菜在营养上有接近的部分,比如都富含维生素、矿物质和植物化学物,但水果不能取代蔬菜,它们的健康使命是不同的。蔬菜可以适当多吃,水果却不能。水果中的糖分更高,孕妈妈进食过多会有引发肥胖、妊娠糖尿病的风险。而蔬菜热量更低,尤其矿物质含量更有优势。因此,孕妈妈还是适当多吃蔬菜,水果每天摄入量控制200~350克即可。

孕 5 月

胎宝宝的成长轨迹

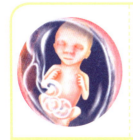
第 17 周
出现胎动

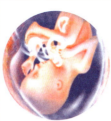
第 18 周
能听到声音了

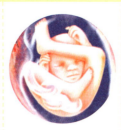
第 19 周
出现皮脂

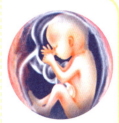
第 20 周
出现排尿、吞咽功能

胎宝宝：听力开始发展

本月的胎宝宝已经长肉，更具立体感了。胎宝宝的耳朵不再是紧贴着耳根，而是变得立体了，可能已有听力。第 19 周时，胎宝宝的皮肤被一层薄薄的胎脂保护着，可以避免长期泡在羊水中受伤害。胎宝宝的眼睛继续发育，开始形成视网膜，对强光有反应。

孕妈妈：肚子隆起来了

到了孕 5 月，孕妈妈的子宫底已经到达肚脐处，小腹逐渐隆起，开始感受到胎动。因为激素的改变，会发生黑色素沉积和皮肤的变化，例如肚子中间出现一条黑线，黑线的深浅每个人都不一样，一般皮肤偏黑的孕妈妈黑线会更明显。孕妈妈的乳房继续增大，可能会比平时增加 1~2 个罩杯。

饮食宜忌

✓ 增加维生素 A 的摄入，促进胎宝宝视力发育

维生素 A 可以促进胎宝宝视力的发育，还能维持胎宝宝骨骼的正常发育、生长，以及生殖功能的发育。

维生素 A 只存在于动物性食物中，而在绿色、黄色、红色的植物性食物中含有的 β-胡萝卜素等类胡萝卜素可在体内转变成维生素 A，称为维生素 A 原，这也是获取维生素 A 的一个重要途径。

获取维生素 A 的两个途径

方案一：食用动物性食物

维生素 A 的最好来源是动物肝脏、猪肉、牛肉、羊肉、鸡蛋黄等。但是因为动物性食物中的胆固醇和脂肪含量相对较高，不宜多吃，所以，可以选择方案二进行补充。

方案二：食用富含胡萝卜素的蔬果

维生素 A 原的良好来源是富含 β-胡萝卜素的黄绿色蔬菜和水果，如西蓝花、胡萝卜、红薯、茴香、荠菜、芒果等。β-胡萝卜素除了可以补充维生素 A 以外，还有抗氧化、抗癌的作用，可帮助降低胆固醇含量。

✓ 增加铁的摄入，预防妊娠期贫血

铁参与血红蛋白的形成，可促进造血。整个孕期孕妈妈对铁的需求量都比较多，如果铁的摄入量不足，孕妈妈可能会发生缺铁性贫血，不仅会影响胎宝宝的智力发育，还容易发生早产和胎儿低出生体重等。

哪些食物是补铁大户

动物肝脏、动物血、各种禽畜肉等是铁的最佳来源，不仅含量比较高，而且在人体的吸收利用率极高。植物性食物，比如豆类、蔬菜和谷物中的铁，在人体的吸收率比较差，但可以作为补铁的次要选择，如红枣、桑葚、豌豆苗、黑芝麻、木耳等含量较多，且可以提供维生素 C，有利于铁吸收。

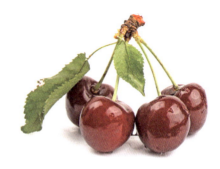

水果中樱桃的含铁量较高，孕期可常吃。

富含维生素 C 的食物可促进铁吸收

维生素 C 可以帮助铁质的吸收，帮助制造血红蛋白，改善孕妈妈贫血症状。维生素 C 多存在于蔬果中，如橙子、猕猴桃、樱桃、柠檬、西蓝花等均含有丰富的维生素 C，孕妈妈可以在进食高铁食物时搭配吃些富含维生素 C 的蔬果或喝一些这些蔬果打制的蔬果汁，都是增进铁质吸收的好方法。

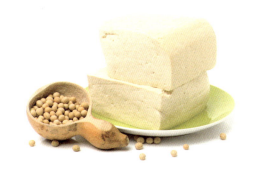

每天摄入 1000 毫克钙，促进胎儿骨骼和牙齿的发育

钙是牙齿和骨骼的主要成分，到出生时，胎宝宝的全部乳牙在牙床内形成，第一恒牙也已钙化，胎儿时期钙的摄入量决定了牙齿发育的好坏。如果孕妈妈钙储存不足，胎宝宝会从母体争夺大量的钙来满足自身的需要，会导致母体缺钙。孕中期开始一直到分娩，每天的钙摄入量要达到 1000 毫克才能满足需要。

哪些是高钙食物

孕妈妈从食物中补钙以奶和奶制品为最好，不仅含钙量高，而且吸收率是最好的。因此，孕中期和晚期每天应喝 300～500 克牛奶，或与之相当的其他奶制品。

此外，大豆及豆制品、虾皮、海带、芝麻酱、紫菜、某些绿叶菜中含钙也较多，都是孕期膳食补钙的好选择。

补钙的同时要多补维生素 D

维生素 D 可以全面调节钙代谢，增加钙在小肠的吸收，维持血中钙和磷的正常浓度，促使骨和软骨正常钙化。天然食物中维生素 D 主要来源于动物性食物，如肉、蛋、奶、深海鱼、鱼肝油等。维生素 D 另外一个主要来源是晒太阳，孕妈妈每天都要保持适度的户外活动。

多吃高锌食物，促进胎儿生长发育

锌是体内多种酶的组成成分，参与体内热量的代谢，与蛋白质的合成密切相关。胎儿缺乏锌会影响大脑发育和智力，导致低体重甚至畸形。

对于大多数孕妈妈来说，通过饮食补锌即可，经常吃些牡蛎、动物肝脏、红肉、蛋、鱼等含锌丰富的食物，以及核桃、瓜子等含锌较多的坚果类零食，都能起到较好的补锌作用。

过量服鱼肝油

鱼肝油能补充身体所需的维生素A和维生素D，孕妈妈可以适量补充鱼肝油，但要注意摄入量。如果孕妈妈体内积蓄过多的维生素D，会引起胎宝宝主动脉硬化，影响胎宝宝的智力发育，导致肾损伤及骨骼发育异常等。服用过量维生素A，容易出现食欲减退、头痛及精神烦躁等症状。所以，孕妈妈服用鱼肝油要适量，最好遵医嘱。

喝浓茶

孕妈妈过多喝茶，可能会引起贫血。因为茶叶中的鞣酸可以和食物中的铁元素合成一种不被吸收的复合物，阻碍补铁补血。另外，茶叶中含有咖啡因，过多饮用会让人兴奋，刺激胎动增加，不利于宝宝的生长发育。同时，过多喝茶会增加尿量，促使血液循环加快，如果是体质较弱的孕妈妈，会造成心脏和肾脏的负担。

用豆浆代替牛奶补钙

就补钙而言，豆浆远不及牛奶，所以孕妈妈如果是为了补钙，不能用豆浆代替牛奶。豆浆更重要的作用是补充人体所需的其他营养物质，如大豆异黄酮、植物固醇等，这些物质能够更好地促进钙的吸收。孕妈妈在保证每天摄入的基础奶量不变的前提下，可以喝一些豆浆，但不是用豆浆替代牛奶来补钙。

吃蜂王浆进补

孕早期，很多孕妈妈由于妊娠反应比较严重，营养吸收也少，因此到了孕中期就希望通过一些营养品把流失的营养补回来。但是孕妈妈最好还是以食补为主，不要随便选择营养品，尤其是蜂王浆。蜂王浆含有激素类似物，有可能影响宝宝正常生长。

大量进食高饱和脂肪酸食物

摄入过多的饱和脂肪酸不仅容易导致肥胖，还容易导致孕妈妈血脂升高，对自身健康和胎宝宝健康均不利，因此奶油、油炸食品、肥肉等高饱和脂肪酸食物要少吃或不吃。另外，肉类食物中基本都含有饱和脂肪酸，但含量高低有所不同，选肉时要尽量选不饱和脂肪酸含量高的鱼以及去皮禽肉，瘦畜肉也可适当选择。

孕5月宜吃食物

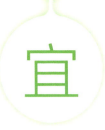

✅ 胡萝卜

富含β-胡萝卜素,可在机体内转化成维生素A,有利于胎宝宝视力发育。

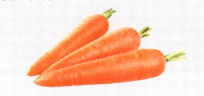

✅ 猪肝

富含维生素A、铁,能促进胎宝宝视力发育,预防孕妈妈贫血。

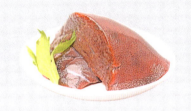

✅ 牡蛎

富含锌,促进胎宝宝大脑和智力发育,避免胎宝宝发育不良。

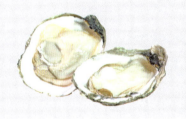

✅ 小白菜

富含维生素C、钙等,可增强机体造血能力,强健骨骼。

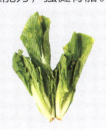

✅ 香菇

富含维生素D,提高钙在小肠的吸收率,促使胎宝宝骨骼和软骨正常钙化。

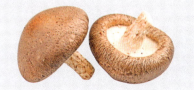

✅ 猕猴桃

富含维生素C,促进铁吸收,还能抗氧化、抗炎,避免骨骼中钙质流失。

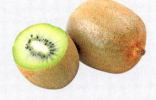

孕5月营养美味食谱

胡萝卜牛肉丝

促进胎宝宝视力发育

材料 胡萝卜100克，牛肉200克。
调料 酱油、淀粉、料酒、葱段各10克，姜末5克，盐3克。

做法

1. 牛肉洗净，切成丝，用葱段、姜末、淀粉、料酒和酱油调味，腌渍10分钟；胡萝卜洗净，去皮，切成细丝。
2. 锅内倒油烧热，放入牛肉丝迅速翻炒，倒入胡萝卜丝炒至熟，加盐调味即可。

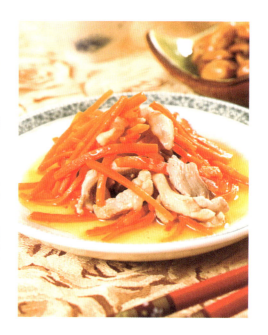

牡蛎萝卜丝汤

补锌、改善便秘

材料 白萝卜200克，牡蛎肉50克。
调料 葱丝、姜丝各10克，盐2克，香油少许。

做法

1. 白萝卜去根须，洗净，去皮，切丝；牡蛎肉洗净泥沙。
2. 锅置火上，加适量清水烧沸，倒入白萝卜丝煮至九成熟，放入牡蛎肉、葱丝、姜丝煮至白萝卜丝熟透，用盐调味，淋上香油即可。

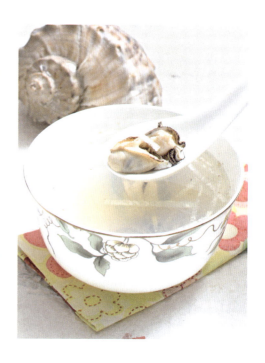

孕5月 常见饮食问题

怎样吃猪肝补铁效果更好？

为使猪肝中的铁更好地被吸收，建议孕妈妈食用猪肝坚持少量多次的原则，每周吃1~2次，每次吃30~50克。但是为避免猪肝的安全隐患，应购买来源可靠的猪肝，在烹调时一定要彻底熟透再吃。

有必要吃铁剂补铁吗？

补铁首选应该以食补为主，是否需要服用铁剂，需要根据个人情况而定。孕期铁的需要是不均匀的，80%以上的增加是在孕晚期，所以建议到28周的时候检查是否贫血，如果有，那就要及时补充和治疗。另外，孕前就贫血的孕妈妈最好根据医嘱补充适量的铁剂。

我和老公的皮肤都比较黑，真希望宝宝将来别像我们一样，能通过饮食来调理吗？

皮肤的颜色取决于黑色素的含量，而皮肤中黑色素的含量主要取决于遗传，所以说肤色主要是天生的。一般来讲，宝宝皮肤的颜色不会因为妈妈的饮食而改变，但维生素C可以抑制生成黑色素的酪氨酸酶的活性，所以孕期多吃富含维生素C的食物，比如猕猴桃、鲜枣、橙子、苹果等，对宝宝皮肤有好处，也能增加营养。

我体形偏瘦，总觉得缺乏某些营养素，可以买营养素补充剂吗？

其实孕妈妈身材偏瘦不一定是缺乏营养素，如果因此而感到困扰，可以到医院检查一下，然后在医生的指导下进行合理补充。通常情况下，营养缺乏较轻应该选择天然食物进行调理；如果医生许可，可采用营养素补充剂辅助补充。需要强调的是，在选择营养素补充剂时要注意：

1. 要选择经权威部门审批通过的营养补充剂。
2. 产品说明书中要详细阐明该补充剂的营养素种类、含量、推荐摄入量、贮藏方法、注意事项等。

孕6月

胎宝宝的成长轨迹

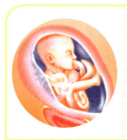

第21周
脑部出现海马沟

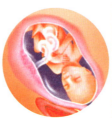

第22周
恒牙牙胚逐渐发育

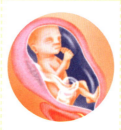

第23周
骨骼、肌肉长成，视网膜形成，具备了微弱的视觉，出现指纹和脚纹

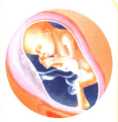

第24周
各脏器已发育，长出眉毛

胎宝宝：外观更精致

胎宝宝的活动越来越频繁，并且开始出现吞咽反应，听力也越来越好了，大脑发育也进入高峰期。胎宝宝的皮肤上开始长出胎毛，脸上已长出眉毛，更像个小人脸。到了第23周，胎宝宝出现了指纹和脚纹，皮肤还是红红的、皱皱的，有点透明。另外，胎宝宝眼睛的动作速度更快。本月末，胎宝宝开始长头发，外观更接近出生的样子，肺泡也开始形成。

孕妈妈：身材更加丰满

孕妈妈身体越来越笨，子宫也日益增高压迫到肺，孕妈妈在上楼时会感觉吃力，呼吸相对困难。上围也越来越丰满，此时，需要对乳头进行适当的按摩。有些孕妈妈还会面临妊娠斑的困扰，这些恼人的妊娠斑是由于激素对皮肤色素细胞作用的结果，当生完宝宝后，随着激素水平的恢复会慢慢消失。

饮食宜忌

✅ 常吃猪肝等高铁食物以补血

孕中期开始，血容量迅速增加，一直到33周时达到高峰，因此孕妈妈对铁的需求量大增，此时每日铁的摄入量应达到24毫克，不然很容易发生贫血，影响母胎健康。猪肝补铁效果好，可一周吃1~2次。此外，瘦肉、蛋类以及各类蔬菜、木耳、海带、豆制品等也都是铁的好来源。

✅ 正确吃蔬菜，全面吸收各种维生素

蔬菜称得上是维生素和矿物质的宝库，但是其所含的营养，尤其是水溶性维生素遇水、遇热、遇空气极易流失，以至于孕妈妈明明吃了很多仍然缺乏。其实要想最大化保留营养，就要在烹调方法上想办法。

先洗再切
蔬菜洗后再切可以避免水溶性维生素从切口流失，还要注意现吃现做，别提前切好放置太久，这样会造成营养素的流失。

尽量切大块
对于蔬菜来说，切得越细碎，烹调的时候流失营养的缺口就越多，因此为了更好地保存营养，尽量切大块。

大火快炒
炒的时候要急火快炒，减少加热时间造成的营养流失，炒好立即出锅。

某些蔬菜最好先焯水
菠菜、苋菜、莴笋等中草酸含量较高，会妨碍体内铁、钙等的吸收，食用前先焯烫一下可去除大部分草酸。

✅ 补充牛磺酸，促进胎宝宝大脑和视网膜发育

牛磺酸是一种氨基酸，能提高视觉功能，促进视网膜的发育，同时促进大脑生长发育。当视网膜中缺少牛磺酸时，就会导致视网膜功能紊乱，不利于胎宝宝视力的发育。建议孕妈妈适当补充牛磺酸，富含牛磺酸的食物有牛肉、青花鱼、沙丁鱼、虾等。

✅ 早餐营养要均衡

早餐是睡醒后的第一餐，应占全天总热量的25%~30%，孕妈妈一定要吃，并且一定要吃好，以免引起低血糖等不良反应。

高品质的早餐应该富含碳水化合物、蛋白质、维生素和矿物质这四大类营养素，可以让孕妈妈整个一上午都精力充沛，胎宝宝自然也能获取更好的营养。

主食
提供碳水化合物，给孕妈妈提供热量、稳定血糖。

肉、蛋、奶、豆制品
富含蛋白质及脂肪酸，是胎宝宝长骨骼、长大脑等必不可少的物质。

蔬菜水果
富含维生素、矿物质、植物化学物、膳食纤维等，可促进宝宝发育，帮助孕妈妈通便。

坚果
富含矿物质和不饱和脂肪酸，促进胎宝宝大脑发育。

✅ 主食粗细搭配

孕妈妈需要全方位的营养，吃主食的时候不宜过于精细，而进行粗细搭配，因为粗粮杂豆中的铁、钙、锌、硒以及B族维生素等的含量都比精白米面高，还富含膳食纤维，可以通便、防肥胖。但是孕妈妈受增大子宫的影响，消化功能有所减弱，吃粗粮不宜过多，每天不宜超过50克，并且最好不要在晚餐吃，以免增加消化负担。

✅ 经常变换不同种类的植物油

孕妈妈每天吃的植物油最好经常更换品种，即一种油吃完就换另外一种油，以保证脂肪酸结构的平衡。另外，植物油性质不稳定，容易氧化变质，所以植物油应该密封保存，尽量不要买太大桶的油，以减少保存时间，保证植物油的质量。大豆油和菜籽油富含亚油酸、α-亚麻酸，而它们可以合成EPA、DHA，有助于促进胎宝宝的大脑发育。烹饪用油每天最好不超过25克。另外，油加热时刚起薄烟的温度称为烟点，油加热至烟点品质即开始劣化，所以不要用"老油"炸食物。

❌ 过食引起上火和便秘的热性调料

怀孕后不宜多吃热性调料，如桂皮、辣椒、小茴香、大茴香、花椒、五香粉等，这些调料容易引起上火，造成便秘。

❌ 只吃精白米面

孕妈妈不要只吃精白米面。精白米面之所以"精"，是因为经过了反复加工的精制过程，看起来更白、更细腻。但这种米面把富含铁、锌、锰、磷、B族维生素的粮食表皮部分或完全去掉了，营养素已远不如糙米那样齐全了。长期食用这种米面，会导致某些营养素的缺乏，由此引起一系列疾病。而糙米粗面虽然看起来粗一些、黑一些，却是富含人体所必需的各种营养素的"完整食品"。

❌ 食用含铅高的食物

如果孕妈妈血铅水平高，会直接影响胎宝宝的发育，容易造成先天性弱智或畸形，所以孕妈妈要避免食用含铅高的食物，如使用传统工艺和方法制作的松花蛋和爆米花。

❌ 吃饭速度太快

吃饭时咀嚼不充分，食物进入胃肠道后，与消化液不能充分混合，会影响身体对食物的消化吸收，食物中的营养不能被人体充分利用而排出体外，久而久之会造成营养不良。而一些富含膳食纤维的食物如果咀嚼不充分，还会增加胃肠道的消化负担。所以，孕妈妈要养成细嚼慢咽的吃饭习惯，让食物的营养充分为身体所用。

❌ 妊娠糖尿病筛查前特殊饮食

孕妈妈在24~28周需要进行妊娠糖尿病筛查，很多论坛网站会介绍一些过关的技巧，比如糖筛前3天清淡饮食，不吃甜食、不吃水果、不吃肉，米饭、薯类都少吃。其实做这项检查是为了真实检测孕妈妈的身体状况，做糖筛之前，除了空腹，不需要做特别的准备，不要刻意改变平时的饮食习惯，否则检测就没有意义了。想要糖筛一次过，正确的做法是从怀孕开始就合理安排饮食，少食多餐、少油少盐、营养均衡，并根据自己的情况选择一些温和的运动，比如散步、游泳、慢跑、做瑜伽等。

宜

孕6月宜吃食物

✅ 红豆
含有蛋白质、B族维生素、钾、铁等物质，可养心补血、利尿消肿。

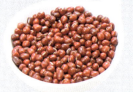

✅ 糙米
富含膳食纤维、B族维生素，可以提高消化能力，还能帮助孕妈妈控制体重和血糖。

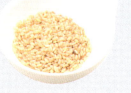

✅ 虾
富含的蛋白质容易吸收，且牛磺酸含量较丰富，有利于胎宝宝器官、视力发育。

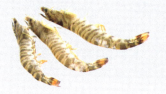

✅ 牛肉
富含牛磺酸和锌，能促进胎宝宝视网膜和大脑发育。

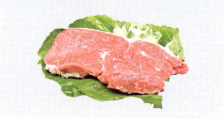

✅ 韭菜
含有大量维生素和膳食纤维，能增进食欲、促进消化，还能预防孕妈妈血脂异常和便秘。

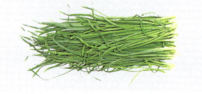

✅ 木耳
含丰富的铁质、膳食纤维，有养血补虚的功效，还能促进肠胃蠕动。

孕6月营养美味食谱

素烧双耳

通便、排毒、润肤

材料 干木耳、干银耳各10克,枸杞子10粒。
调料 葱花、蒜末各适量,盐3克。
做法
1. 木耳泡发,择洗干净,撕成小朵;干银耳泡发,择洗干净,撕成小朵。
2. 锅置火上,倒入植物油烧至六成热,加葱花、蒜末炒香,放入木耳、银耳和枸杞子翻炒5分钟,用盐调味即可。

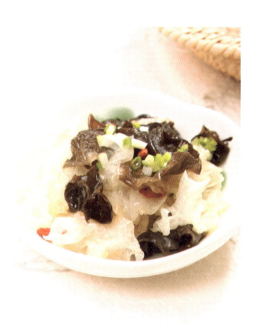

蒜蓉开边虾

补钙、牛磺酸

材料 基围虾200克,蒜蓉30克。
调料 盐3克,香油、葱花各适量。
做法
1. 基围虾剪去虾须,挑去虾线,洗净。
2. 取盘,将收拾干净的基围虾整齐地平铺在盘内,均匀地撒上盐和蒜蓉,送入烧开的蒸锅中大火蒸6分钟,取出,淋上香油,撒上葱花即可。

功效
虾是优质蛋白质的良好来源,牛磺酸含量也很丰富,且富含钙、磷、锌等,孕妈妈常吃可促进胎宝宝骨骼、大脑、视网膜发育。

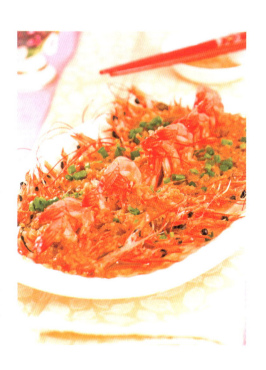

孕6月

常见饮食问题

孕期牙龈出血，饮食上应该注意什么？

如果牙龈总是出血，可以去医院查一下血常规和凝血四项，如果一切正常，就没必要担心，这只是妊娠期牙龈炎。要注意口腔卫生，多吃新鲜蔬菜水果，多喝牛奶补充钙质。牙龈出血严重时，要适量补充铁剂预防贫血，对胎宝宝不会产生影响。

此外，不要吃太硬的食物，尽量煲点粥和汤水喝。可以煲点绿豆汤、莲子银耳汤，榨点苹果汁、橙汁。

我是一个素食者，总担心胎宝宝营养不良，该如何提高每餐的质量呢？

素食孕妈妈因为不吃畜肉、禽肉、鱼类等，容易造成蛋白质、维生素 B_{12}、多不饱和脂肪酸、铁等营养素的缺乏，因此饮食合理搭配，食用不同种类的食物来摄取相应的营养特别重要。

1. 摄入多种谷类和薯类：谷物和薯类不仅富含碳水化合物，还富含 B 族维生素、矿物质和膳食纤维，每天摄入总量要达到 250~400 克，并注意保证种类多样。

2. 增加大豆及豆制品的摄入量：其所提供的优质蛋白质可以媲美动物性蛋白质，应成为素食人群获取蛋白质的主要途径，同时还可以提供铁、钙等营养成分。大豆及豆制品的摄入每天要达到 50~80 克才能满足需要，其中最好包括 5~10 克的发酵豆制品，比如纳豆、味噌等，可提供 B 族维生素。

3. 经常吃坚果：核桃、松子、杏仁等坚果可提供丰富的不饱和脂肪酸、钙、锌、维生素 E 等成分，有利于促进胎宝宝的大脑发育，素食孕妈妈每天可以吃 20~30 克的量。

4. 蔬菜摄入量要充足：每天达到 500 克左右的蔬菜摄入量，并且绿叶蔬菜占到一半以上，以获取丰富的矿物质和维生素，同时还要多吃菌藻类食物，可提供多不饱和脂肪酸、蛋白质、膳食纤维等成分，有助于预防慢性病。

孕7月

胎宝宝的成长轨迹

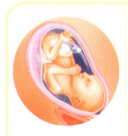
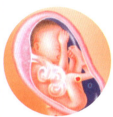
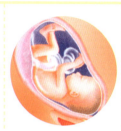
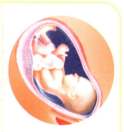

第25周	第26周	第27周	第28周
开始长肉了	对外面的声音越来越敏感	能清楚听见声音，会打嗝了	开始形成睡眠周期

胎宝宝：器官发育日益成熟

此时，胎宝宝能对较大的声音做出反应，指甲已经完全成形。胎宝宝的肺功能进一步增强，呼吸状况越来越好，在羊水中小口地呼吸着。到第27周时，大脑已经变得非常活跃了，已经具有和成人一样的脑沟和脑回，但神经系统的发育还远远不够。到了月末，胎宝宝开始长出睫毛，眼睛已经具备开合的功能，只是还不能完全睁开。

孕妈妈：行动不便利了

由于大腹便便，孕妈妈重心不稳，所以在上下楼梯时必须十分小心，应避免剧烈的运动，更不宜做压迫腹部的姿势。此时有可能会出现轻度下肢水肿，这是孕妈妈常见的一种现象，对胎宝宝的生长发育及母体的健康影响不大。到了孕晚期，腰酸、大腿酸痛、耻骨痛等疼痛都有可能出现，而且还容易发生尿频。

宜 饮食宜忌

✅ 每天吃一掌心坚果，促进胎宝宝大脑发育

花生、腰果、核桃、葵花籽、开心果、杏仁等坚果类食品，孕妈妈每天可选择其中一两种食用。坚果类富含多不饱和脂肪酸、维生素 E 和锌，可促进食欲，帮助排便，对孕期食欲缺乏、便秘都有好处；坚果还富含钙、镁等矿物质，有益于胎宝宝的骨骼健康。但是坚果类油脂比较多，而孕妈妈的消化功能相对较弱，过量食用很容易引起消化不良和肥胖，每天一掌心的量就足够了。

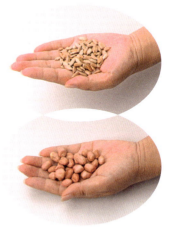

1 掌心瓜子仁≈10 克

1 掌心花生米≈20 克

✅ 每天 25 克膳食纤维，预防孕中期便秘

孕妈妈可在饮食中适量增加富含膳食纤维的食物，能促进肠道蠕动、保护肠道健康、预防便秘。膳食纤维还能帮助孕妈妈控制体重，预防龋齿，预防糖尿病、乳腺病、结肠癌等多种疾病。建议孕妈妈每天摄入 25 克左右的膳食纤维。

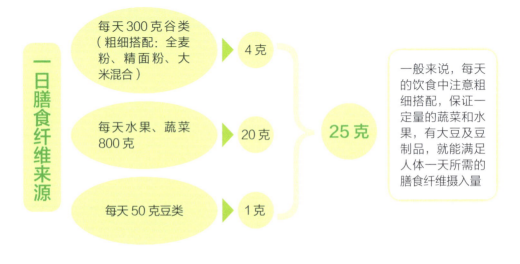

一日膳食纤维来源

- 每天 300 克谷类（粗细搭配：全麦粉、精面粉、大米混合）▶ 4 克
- 每天水果、蔬菜 800 克 ▶ 20 克
- 每天 50 克豆类 ▶ 1 克

= 25 克

一般来说，每天的饮食中注意粗细搭配，保证一定量的蔬菜和水果，有大豆及豆制品，就能满足人体一天所需的膳食纤维摄入量

✅ 经常吃点土豆、山药等薯类

红薯、芋头、山药、土豆等薯类食物含有丰富的 B 族维生素、维生素 C 等，且膳食纤维的含量也比较高，孕妈妈可以经常吃点薯类食物，在补充多种营养的同时，还可促进胃肠蠕动、控制体重、预防便秘。孕妈妈每次摄入薯类的量宜在 50~100 克，并适当减少米面的摄入量，最好采用蒸、煮、烤的方式，这样营养素损失少。

✅ 多吃富含铜的食物，预防早产

铜元素是无法在人体内储存的，所以必须每天摄取，如果摄入不足，就会影响胎儿的正常发育。孕晚期如果缺铜，则会使胎膜的弹性降低，容易造成胎膜早破而早产。补充铜质的最好办法是食补，含铜丰富的食物有口蘑、海米、榛子、松子、花生、芝麻酱、核桃、猪肝、大豆及豆制品等，孕妈妈可选择食用。

✅ 体重增长慢、饭量又比较小的，可适当饮用孕妇奶粉

孕妇奶粉是在牛奶的基础上添加孕期所需要的营养成分，包括叶酸、铁质、钙质、DHA 等营养素，有些还特别添加了活性双歧杆菌，可保护肠黏膜，维持肠道内菌群的繁殖，不容易便秘，营养吸收更好。从营养成分来讲，孕妇奶粉优于鲜奶。从孕中期开始，可适当补充孕妇奶粉，弥补营养不足。但一定要选择大品牌、质量过硬的。

✅ 每天一杯酸奶，补钙、调理肠道

酸奶是经过消毒杀菌、发酵的牛奶，保留了牛奶的营养成分，酸奶最大的特点是含有乳酸菌，能够维护肠道菌群的生态平衡，抑制有害菌的活动，令肠道环境得以改善，可有效缓解慢性便秘。孕妈妈饮用酸奶可以促进肠道健康，对于上班久坐的孕妈妈来说更加有益，可以防止因为缺少运动而导致的消化不良。酸奶中的钙含量很高。体重增长较快的孕妈妈可以选择低脂酸奶或无糖酸奶。

忌

❌ 无糖饮料当水喝

很多所谓的无糖饮料，其实是用人造甜味剂（如阿斯巴甜）代替了糖，很多人以为这种饮料会比含糖饮料更健康。然而最新研究表明，如果孕妈妈平均每天喝一罐含人造甜味剂的饮料，早产概率会增加38%；每天喝4罐以上，早产概率最高可增加78%。

❌ 经常吃快餐

很多西式快餐中含脂肪、糖类较高，而膳食纤维、维生素等相对少，非常不利于身体健康。炸薯条则属于油炸食品，更不利于健康。另外，吃了快餐食品会暂时降低饥饿感，影响其他食物的进食，从而影响营养素的合理摄入。

❌ 过多食用动物性脂肪

动物性脂肪含有大量的饱和脂肪酸，多吃容易引起肥胖，还会影响其他营养素，如维生素、矿物质的吸收，不利于孕期健康。所以孕妈妈要适当控制动物性脂肪的摄取。

❌ 进食甜腻食物

孕妈妈如果有较严重的胃酸反流情况，则应避免吃甜腻的食品，应以清淡饮食为主，可适当吃些苏打饼干、高纤饼干等中和胃酸。

❌ 过多摄入碳水化合物

孕妈妈在孕期要保证碳水化合物的摄入，否则会出现低血糖、头晕、乏力等症，同时也会影响胎宝宝的发育。但是孕妈妈摄入碳水化合物的量也不宜过多，否则会导致体内储存多余的糖分，进而引起血糖升高和肥胖等，对孕妈妈和胎儿健康都不利。

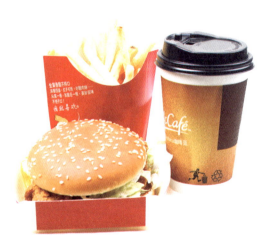

孕7月宜吃食物

✅ 荞麦

富含膳食纤维和芦丁,能润肠通便,还能促进多余脂肪排出,避免孕期肥胖。

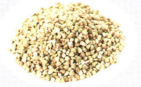

✅ 海米

富含铜、钙,能预防早产,有利于胎宝宝骨骼发育。但所含盐分较高,烹饪前多泡泡水。

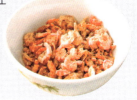

✅ 鸭肉

含有丰富的不饱和脂肪酸,有助于胎宝宝大脑神经发育,还能保护心血管。

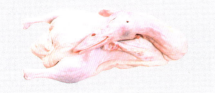

✅ 油麦菜

所含的膳食纤维和维生素C可消除多余脂肪,还能改善睡眠。

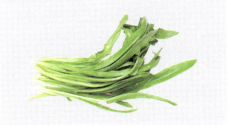

✅ 酸奶

钙质的良好来源,还含有乳酸菌,能改善肠道环境,有效缓解便秘。

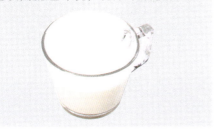

✅ 腰果

富含不饱和脂肪酸,有利于胎宝宝脑神经发育,还能预防孕妈妈妊娠斑的形成。

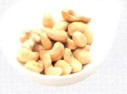

孕7月营养美味食谱

荞麦鸡蛋汤面

通便、减脂

材料 荞麦面100克,鸡蛋1个,小白菜50克。
调料 葱花、姜丝、盐各适量。
做法
1. 荞麦面加水和成较硬的面团,用擀面杖擀成面条;小白菜洗净,切段。
2. 锅中放植物油烧热,下葱花、姜丝炒香,随即加清水,水开时下面条、打入鸡蛋,煮熟后放小白菜段煮1分钟,用盐调味即可。

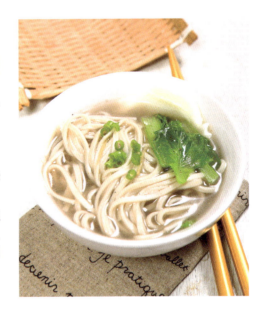

腰果西芹

促进脑发育、调血压

材料 西芹250克,腰果40克。
调料 盐2克,葱花、姜丝各5克。
做法
1. 油锅烧至四成热,放入腰果,炸至微微变黄,捞出、沥油、凉凉后备用。
2. 西芹择洗干净,切片。
3. 油锅烧至六成热,放入葱花、姜丝,炒出香味后捞出。
4. 快速放入西芹片、腰果、盐,略微翻炒,快速出锅装盘。

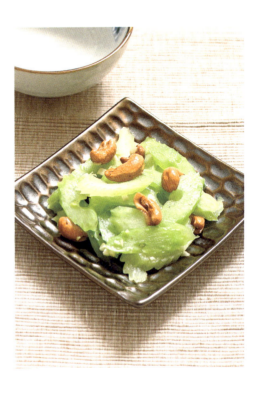

蒜蓉油麦菜

低热量、润肠通便

材料 油麦菜250克,蒜蓉20克。
调料 葱丝、盐、白糖各3克。
做法
1. 油麦菜洗净,切段。
2. 锅内倒油烧至六成热,将葱丝和一半蒜末爆香,倒入油麦菜段,加盐、白糖煸炒熟。
3. 放入剩下的蒜蓉,翻炒均匀即可。

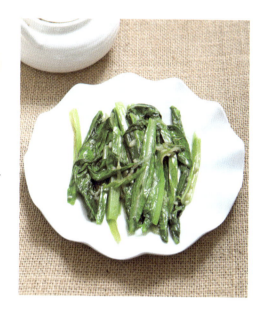

魔芋烧鸭

预防便秘

材料 鸭肉400克,魔芋200克。
调料 葱段、姜片、蒜片各5克,料酒、水淀粉、豆瓣酱各20克。
做法
1. 鸭肉洗净、切块,魔芋洗净、切块,将两者分别入沸水中焯烫后捞出。
2. 锅内倒油烧热,放入鸭块炒成浅黄色,盛出。
3. 锅底留油烧热,炒香豆瓣酱,加适量水烧沸,放入鸭块和魔芋块、葱段、姜片、蒜片、料酒,中火煮烂,用水淀粉勾芡即可。

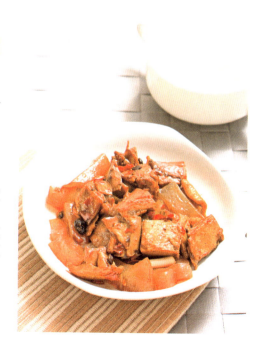

孕7月 常见饮食问题

降低食物生糖指数的烹调方法有哪些？

孕妈妈日常饮食中，除了避免吃过甜的食物外，还要选择一些降低食物生糖指数的烹调方法，这样能更好地控制血糖。蔬菜能不切就不切。食物颗粒越小，生糖指数越高。所以一般薯类、蔬菜等不要切得太小，可以多嚼几下，让肠道多蠕动，对血糖控制有利。高、中生糖指数的食物与低生糖指数的食物一起烹饪，可降低生糖指数，如在大米中加入燕麦等粗粮同煮。急火煮，少加水。食物的软硬、生熟、稀稠、颗粒大小对食物生糖指数都有影响。加工时间短、水分越多，生糖指数就会低一些。

心情总是比较低落，吃什么可以缓解？

孕妈妈要谨防孕期抑郁症，可以吃些让心情愉快的食物来缓解郁闷情绪。香蕉含有一种生物碱物质，可以振奋精神和提高信心，而且香蕉是色氨酸和维生素 B_6 的超级来源，可帮助大脑制造血清素，缓解精神压力。牛奶有镇静、稳定情绪的作用，而且牛奶中的钙质人体最容易吸取，是孕妈妈平时补钙的主要食品。海鱼含有的多不饱和脂肪酸与人体大脑中的"开心激素"有关，吃鱼较多的人，大脑中"开心激素"水平就高，使人神清气爽、心情开朗。

饮食过于清淡，影响食欲怎么办？

孕妈妈往往吃得比较清淡，时间久了会觉得嘴里没味道，影响食欲，减少进食量。可以在做菜的时候加入多一些的味道，比如在做菜时滴一些柠檬汁，可以使口感清新；还可在炒菜时放入之前炖好的鸡汤调味，吃起来更鲜。但是原则上，孕妈妈应避免食用过于刺激的调料，如辣椒、芥末、咖喱粉等。

第4章

孕晚期（孕8~10月）
别让体重疯长

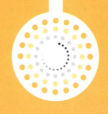

孕8月

胎宝宝的成长轨迹

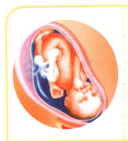

第29周
大脑迅速发育

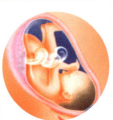

第30周
眼睛可自由开闭，胃、肠、肾等内脏器官发育完善

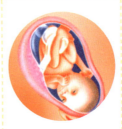

第31周
会跟着光线移动头了

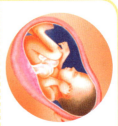

第32周
长出脚指甲，此时出生能存活了

胎宝宝：会控制体温了

胎宝宝的骨骼虽然已经发育得接近成熟，但是还比较软。本月，胎宝宝的眼睛已经可以睁得很大了，但是还看不到东西。胎宝宝的大脑中枢神经已经成熟，可以控制自己的体温了。到了第32周，胎宝宝的脚指甲已经清晰可见，还可以把羊水吸到肺里，然后再吐出来。

孕妈妈：时而感觉呼吸不畅

孕妈妈的肚子越来越大，子宫内的活动空间越来越小了，时而会感到呼吸困难。同时，孕妈妈还会出现腰酸背痛、肚皮紧绷、脚部水肿及小腿抽筋等不适症状，孕妈妈要多休息，定期产检。由于孕激素分泌的原因，孕妈妈的乳头周围、下腹及外阴部的颜色越来越深；肚脐可能被牵拉延长，向外凸出；妊娠纹和脸上的妊娠斑可能更为明显了。另外，阴道分泌物增多，排尿也更频繁了。

饮食宜忌

控制体重，每周增重不超过 400 克

整个孕期孕妈妈体重增长 12.5 千克，基本符合正常要求，而孕晚期每周增重不宜超过 400 克。如果孕期孕妈妈体重增长超过 15 千克，不仅会增加妊娠高血压等并发症的风险，也会增加孕育巨大儿的风险，同时造成难产等。因而孕妈妈要注意控制体重增长，热量的摄入要适中，避免营养过量、体重过度增加。

孕晚期每天应增加 450 千卡热量

孕晚期，胎宝宝生长迅速，孕妈妈每天需要增加 450 千卡热量才能满足需要。增加热量要避免单纯依靠增加糖、脂肪这些纯热量食物，而应该选优质蛋白质类食物，如奶类及奶制品、大豆及豆制品等。

孕晚期蛋白质每日摄入 85 克

孕晚期是胎宝宝发育最快的时期，每日蛋白质的摄入量要增加到 85 克为宜。如果蛋白质摄入严重不足，也是导致妊高征发生的危险因素，所以孕妈妈每天都应摄入充足的蛋白质，并注意优质蛋白的比例应达到总蛋白质摄入量的一半。可通过瘦肉、蛋类、豆类及豆制品等食物补充。

储存充足的维生素 B_1

从孕 8 月开始，孕妈妈可适当多吃些富含维生素 B_1 的食物，因为如果体内维生素 B_1 不足，容易引起孕妈妈呕吐、倦怠、乏力，还可能会影响分娩时子宫的收缩，使产程延长，分娩困难。

维生素 B_1 的主要来源
- 水产品中的深海鱼
- 谷类中的小米、面粉
- 蔬菜中的豌豆、蚕豆、毛豆
- 禽畜类食品中的禽畜肉、动物内脏、蛋类

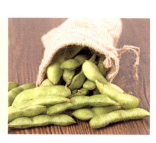

✅ 多吃富含维生素 C 的食物，防止妊娠纹

防止妊娠纹的出现，除了注意休息和睡眠等，还要多喝水、多吃蔬菜和水果。尤其是番茄，含有抗氧化剂番茄红素成分，有很好的抗氧化功效。西蓝花、黄瓜、草莓、柠檬等富含维生素 C，可以增强皮肤弹性。

✅ 减少盐和隐形盐，预防妊娠高血压

正常人每天的食盐建议摄入量不宜超过 6 克，孕妈妈一定不能超过这个标准，甚至可以在此基础上降低到 5 克，少吃盐是避免孕期水肿和妊娠高血压的有效方法。而如果孕前就有高血压，孕期则更要咨询医生，坚持低盐饮食。

减少烹调用盐的方法

1. 最后放盐：这样盐分散于菜肴表面还没来得及深入到内部，吃上去口感够了，又可以少放很多盐。
2. 适当加醋：酸味可以强化咸味，哪怕放盐很少，也能让咸味突出。
3. 利用油香味增强味道，葱、姜、蒜等经食用油爆香后产生的油香味，能增加食物的可口性。
4. 不喝汤底：汤类、煮炖的食物，盐等调味料往往沉到汤底，因此汤底最好不喝，以免盐摄入过多。

揪出"隐形盐"

除了食盐的摄入量，很多食物中也潜藏着盐，要少吃这些食物，或者吃了这些食物就减少烹调用盐，以免一天的盐分摄入超标。

10 毫升酱油	含盐 1.6~1.7 克
10 克豆瓣酱	含盐 1.5 克
一个咸鸭蛋（约 50 克）	含盐 3.6 克
一块 20 克的腐乳	含盐 1.5 克
一勺鸡精（约 5 克）	含盐 2.5 克
100 克龙须面	含盐 7.3 克

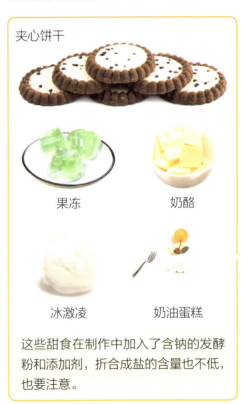

夹心饼干

果冻　　奶酪

冰激凌　　奶油蛋糕

这些甜食在制作中加入了含钠的发酵粉和添加剂，折合成盐的含量也不低，也要注意。

❌ 含大量香精和色素的食物

零食是正餐的补充,孕晚期需要大量的热量及营养素,有些孕妈妈仅通过三顿正餐不能摄入足够的营养,可以通过加餐或零食来补充一部分。但零食的选择是有讲究的,要尽量少选甜饮料。糕点等食物上由色素染制的花纹、斑点等装饰最好不吃,以免造成体内锌等营养的流失。

❌ 可能有环境污染的食物

污染海域出产的鱼虾贝类往往存在重金属过多的问题,有些深海鱼中汞含量过多,比如方头鱼、金枪鱼等,要慎食这些鱼类,这类鱼罐头等食品也尽量避免。

❌ 听信传言,不吃燕麦

网上有传言说燕麦会滑胎,这是缺乏科学依据的,燕麦能提供β葡聚糖、B族维生素和维生素E,能预防便秘,对控制孕期体重和血糖都是有好处的,大多数孕妈妈都可以食用,只是原粒的燕麦米消化起来比较慢,容易胀气的孕妈妈要少吃一些,烹调时要先浸泡一下,最好搭配大米一起煮食。

❌ 认为野生食物很健康

一些野生的食物是有健康隐患的,比如有毒蘑菇、有毒野菜,因此不要随便吃来源不明的野生蘑菇,也不要轻易尝试那些自己不认识的野菜。

❌ 过食鸡蛋

鸡蛋可以提供优质蛋白质,蛋黄里还含有卵磷脂、磷、铁、脂溶性维生素等,能促进胎宝宝的生长发育,还能补铁,但是吃鸡蛋也不是越多越好,每天1~2个就够了。蛋黄里胆固醇含量比较高,吃太多不易消化,还容易增加体重,影响血管健康,尤其是体重已经超标的孕妈妈不要过量食用。

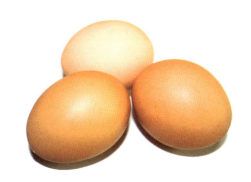

宜

孕8月宜吃食物

✓ 绿豆

富含蛋白质、B族维生素，可增强孕妈妈体质，能有效缓解疲劳、呕吐。

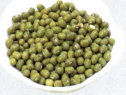

✓ 三文鱼

富含优质蛋白质，避免妊高征发生的危险。

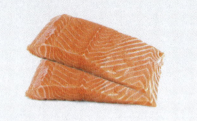

✓ 豌豆

富含维生素B_1、钾，避免分娩时产程延长。

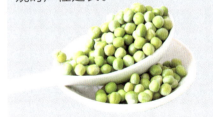

✓ 兔肉

富含不饱和脂肪酸，能降低血液中胆固醇含量，预防妊娠高血压。

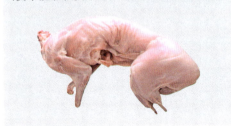

✓ 芦笋

富含维生素C、膳食纤维，能改善妊娠纹、保护心血管。

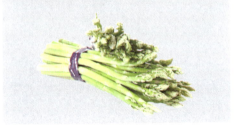

✓ 橙子

富含维生素C，能增强皮肤弹性，防止妊娠纹。

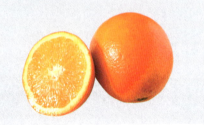

孕8月营养美味食谱

香菇炒豌豆

补充维生素 B_1

材料 鲜香菇300克，豌豆粒50克。
调料 葱花、盐、花椒粉、水淀粉各适量。

做法
1. 鲜香菇洗净，切丁；豌豆粒洗净。
2. 炒锅放火上，倒入适量植物油，待油烧至七成热，放入葱花和花椒粉炒香。
3. 倒入香菇丁和豌豆粒翻炒均匀，盖上锅盖，焖5分钟，用盐调味，用水淀粉勾芡即可。

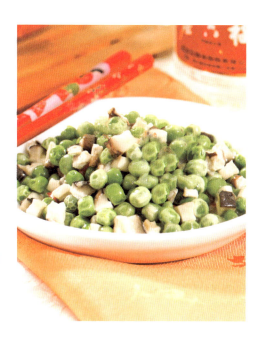

清蒸三文鱼

补蛋白质、DHA

材料 三文鱼肉100克，洋葱半个。
调料 姜丝、蒜末、红椒丝、酱油、白糖各适量。

做法
1. 三文鱼洗净；洋葱去皮，洗净，切丝。
2. 将洋葱丝铺在盘子底上，再撒上些姜丝，然后把三文鱼放在上面，上锅蒸8~10分钟。
3. 取一个小碗，把蒸鱼流出来的汤汁倒进来，再放入蒜末、红椒丝，点几滴酱油，加点白糖，拌匀后淋在三文鱼上即可。

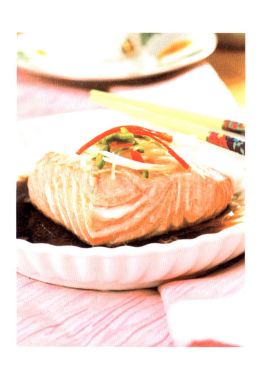

孕8月 常见饮食问题

食物可以引起早产吗？

孕晚期孕妈妈要注意避免早产，引起早产的因素很多，但目前并没有证据证明哪些食物在正常摄入量下会造成早产。其实，即使有些食物中存在某些促进宫缩的成分，在正常的摄入量下也不足以造成这种后果，所以要用科学的眼光来看待食物，选择多样化的饮食，保持正常的摄入量，就能保障健康。

选用低钠盐还需要控制摄入量吗？

低钠盐是减少钠的含量、增加了钾的含量，而基本上咸味不减，所以吃进同样多的盐却减少了钠的摄入，尤其适合患有妊娠高血压、血脂异常的孕妈妈。健康的孕妈妈也可以选用低钠盐来实现减盐。切记，肾脏病患者、高钾血症者不能食用低钠盐。不过，不管什么盐都不能多吃，每天都要控制在6克之内，即便是低钠盐，如果比普通盐多用25%，吃进去的钠也就和普通盐一样多了。

吃晚饭总觉得胃部有烧灼感，晚上症状还会加重，如何缓解？

1. 日常饮食一定要少食多餐，平时随身带些有营养且好消化的小零食，饿了就吃一些，不求吃饱，不饿就行。

2. 避免饱食，少食高脂肪食物和油腻的食物，吃东西的时候要细嚼慢咽，否则会加重肠胃负担；临睡前可以喝一杯热牛奶。

3. 多喝水，补充水分的同时还可以稀释胃液。摄入碱性食物，如苏打饼干、加碱的馒头干等，可以中和胃酸，缓解症状。

到了这个月，手腕总是疼痛，是不是缺钙呢？

孕晚期，有些孕妈妈会出现手腕疼痛的现象，甚至当手腕弯到某一处时，会疼得拿不起东西。这种刺痛感并不都是缺钙所致，而是由于孕期腕管的软组织水肿后压迫正中神经导致的。疼痛严重时，可抬高手臂，应用小夹板固定手腕部，然后适当休息就可以缓解；睡觉时，也可以垫个枕头在腕部。手腕疼痛不会带来严重后果，通常不需要治疗，分娩后会逐渐减轻直至消失。

孕9月

胎宝宝的成长轨迹

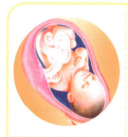

第33周
骨骼变硬了，皮肤红润了

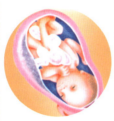

第34周
建立白天睁眼、晚上闭眼的习惯

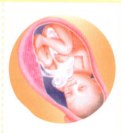

第35周
肾脏已经能排泄废物了

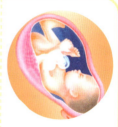

第36周
覆盖全身的绒毛和胎脂开始脱落

胎宝宝：有表情了

到了孕9月，胎宝宝的瞳孔对光有反应了，呼吸系统和消化系统发育接近成熟，骨骼已经很结实，皮肤也没那么皱了，并且变得红润了。胎宝宝的头已经转向下方，进入骨盆，这表示胎宝宝在为分娩做准备，但这个姿势并没有完全固定，还有可能发生变化，需要密切关注。第35周时，胎宝宝的两个肾脏已经发育完全，肝脏也可以代谢，指甲长长了。

孕妈妈：体重快速增长

由于胎头下降压迫膀胱，孕妈妈会感到尿意频繁。骨盆和耻骨联合处有酸痛不适，腰痛加重。这个月末，孕妈妈体重的增长已达到最高峰。现在需要每周做一次产前检查，随时监测胎宝宝在子宫内的状况，必要时，可以做一次胎心监护。本月，如果胎宝宝较小，医生会建议你增加营养；如果宝宝已经很大，医生可能会让你适当控制饮食，避免给分娩造成困难。

宜 饮食宜忌

✅ 控制总热量，选营养密度高的食物

孕晚期是孕妈妈体重增加比较快的阶段，要注意控制总热量，在补充营养的同时，减少高热量、高脂肪、高糖分食物的摄入，以保持自身和胎宝宝体重的匀速增长，以避免巨大儿。

营养密度是指单位热量的食物所含某种营养素的浓度，也就是说一口咬下去，能获得更多有益成分的，就是营养密度高的食物；相反，一口咬下去，吃到的是较高的热量、较多的油脂，就是营养密度低的。

营养密度低的食物 ▶ **往往会引起肥胖、"三高"、癌症等慢性病** ▶

高糖、高添加剂食物： 方便面、起酥面包、蛋黄派、油条等。
高盐食物： 咸菜、榨菜等。
高脂肪食物： 肥肉、猪皮、猪油、奶油、棕榈油、鱼子等，以及炸鸡翅、炸薯条、油条等油炸食物。
饮料： 碳酸饮料、含糖饮料。

营养密度高的食物 ▶ **增强人抵御疾病的能力** ▶

- 新鲜蔬菜
- 新鲜水果
- 粗粮、杂豆
- 鱼虾类食物
- 瘦肉、禽肉
- 奶及奶制品、大豆及豆制品

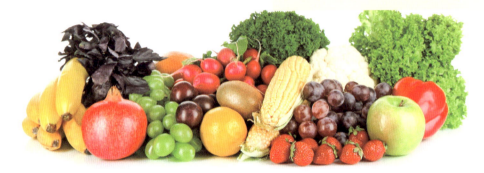

✅ 饮食要少而精，巧搭配、常换样

不同的食物营养各有特点，吃得多种多样才能获得全面的营养，这也是平衡膳食的基本要求。也就是说，食材要巧搭配、常换样。一天下来，要尽量达到荤素搭配、多种颜色搭配、粗细搭配。

再好的食物也不能总吃一种。比如，鸡肉虽富含优质蛋白质、脂肪含量低，热量也低，但是铁元素含量相对不高，所以要和鱼肉、牛羊肉、猪瘦肉等交替来吃。再比如，菠菜属于高膳食纤维、高叶绿素食物，也不能天天都吃，要搭配其他蔬菜，如芹菜、白菜、白萝卜、油菜、芦笋等。

✅ 少食多餐，减轻胃部不适

孕晚期胎宝宝的体形迅速增大，孕妈妈的胃受到压迫，饭量也随之减少。有时孕妈妈虽然感觉吃饱了，但并未满足营养的摄入需求，所以应该少食多餐，以减轻胃部不适。

孕妈妈要多摄入一些蛋、鱼、肉、奶等，主要是增加蛋白质、维生素和钙、铁的摄入量，以满足胎宝宝生长的需要。饮食宜选择体积小、营养价值高的浓缩食物，如动物性食物等，减少一些谷类食物的摄入量。要注意热量不宜增加过多，还要适当限制盐和糖的摄入量，做到定期称体重，观察尿量是否正常。

✅ 多吃高锌食物有助于自然分娩

锌能增强子宫有关酶的活性，促进子宫收缩，使胎宝宝顺利娩出。在孕晚期，孕妈妈需要多吃一些富含锌元素的食物，如牛瘦肉、海鱼、紫菜、牡蛎、蛤蜊、核桃、花生、栗子等。特别是牡蛎，含锌最高，可以适当多食。

✅ 增加膳食纤维的摄入，预防便秘

孕晚期，胎儿体重增加快，子宫扩充也快，会给孕妈妈带来负担，引发便秘，便秘又可能引发痔疮，因此要增加膳食纤维的摄入，以促进肠胃蠕动。全谷物、蔬菜和水果等膳食纤维的含量较高，要适当摄入。

忌

❌ 总是在外就餐

在外就餐，总是存在油多、盐多的问题，食材的新鲜度也很难把控。

在家做饭可以挑选新鲜应季的食材，合理使用油、盐、醋、酱油等调味料，实现"低油少盐"的健康需求，烹调方式上少煎炸，多蒸、炖、煮等。全家一起吃饭，还能在兼顾家人口味的同时更好地实现食物多样化。家庭餐桌上，更容易控制进食量，因此最好减少在外就餐。

❌ 三餐不准时，饥一顿饱一顿

胎宝宝的营养完全靠孕妈妈供给，三餐按时按点吃才能保证胎宝宝获取所需要的营养，孕妈妈饿肚子就等于胎宝宝饿肚子，会影响胎宝宝的正常发育。而饿了一顿后下一顿又吃得多，多余的热量会转化成脂肪储存在体内。所以，孕妈妈要避免过饥过饱，三餐按时，可以在三餐之外适当加餐。

❌ 大补人参

研究发现，人参能明显增加机体红细胞膜的流动性，具有明显的抗缺氧作用，可改善血液循环，还能增强心肌收缩力，促进胎宝宝的正常发育。

孕中晚期，如果水肿比较明显，动则气短，可以服用红参，体质偏热者可以服用西洋参。但是，最好在医生的指导下服用，不要过量。在临产前，最好不要服用人参，以免引起产后出血过多。其他人参制剂也应慎服。

❌ 吃鱼油代替吃鱼肉

鱼油是从深海鱼的脂肪里提取的，吃鱼油主要为了补充DHA，如果日常饮食中摄入足够鱼类，那就不用刻意补保健品，吃鱼肉能获取更全面丰富的营养。三文鱼、秋刀鱼、大黄鱼、小黄鱼、带鱼等都含有较多的DHA，还能提供优质蛋白质、钙、锌等元素。因此不宜过分夸大鱼油的作用而忽视了鱼肉的摄取，对于一些服用鱼油后身体感觉不适的孕妈妈更不要强吃。

孕9月宜吃食物

✓ 黑豆

富含蛋白质、钙、镁、花青素等，具有高蛋白、低热量的特性，还能抗氧化。

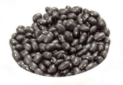

✓ 鲫鱼

其含的蛋白质质优、齐全，容易消化吸收，具有较强的滋补作用。

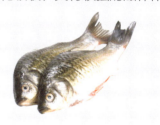

✓ 蛤蜊

富含锌，能增强子宫有关酶的活性，有利于胎宝宝顺利娩出。

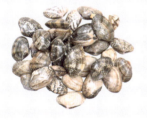

✓ 芹菜

富含膳食纤维、钾，可润肠通便，还有利于平稳血压。

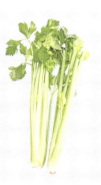

✓ 奶酪

富含蛋白质、钙、维生素D等，有助于孕妈妈增强体质，防止腿抽筋。

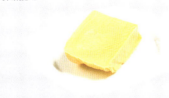

✓ 草莓

草莓富含膳食纤维，可促进胃肠蠕动，助消化。

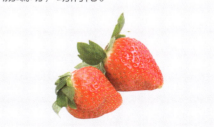

孕9月营养美味食谱

黑豆排骨汤

补充蛋白质、钙质

材料 黑豆50克，排骨200克。
调料 盐适量。
做法
1. 黑豆洗净，提前用清水泡一夜；排骨洗净，切块。
2. 砂锅中放适量凉水，将排骨放入，大火煮开后，撇净浮沫，然后加入黑豆，再小火煲2小时左右，最后加盐调味即可。

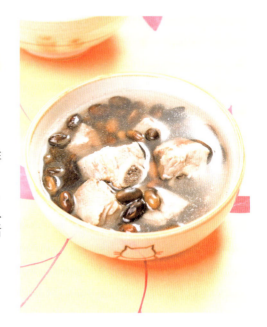

鲫鱼炖豆腐

蛋白质丰富、易消化

材料 净鲫鱼1条，豆腐100克。
调料 盐2克，姜片、葱段、蒜片各5克，料酒10克。
做法
1. 净鲫鱼洗净，在鱼身两边各划花刀，分别用5克料酒、1克盐涂抹均匀；豆腐洗净，切小块。
2. 锅内倒油烧热，放入鲫鱼，小火慢煎至两面金黄，倒入适量水、剩余料酒，放入葱段、姜片、蒜片。
3. 转大火烧开，待汤汁变白时加入豆腐块，小火慢炖至汤汁浓稠，加剩余盐，再炖3分钟即可。

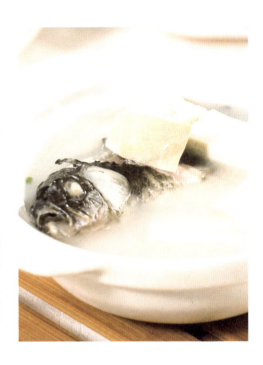

孕9月 常见饮食问题

市面上标有"低脂、高钙、高纤"的食品,其衡量标准是什么?

我们见到很多包装食品都打着"低脂、高钙、高纤"的广告,但是这些低低高高的标准是什么呢?我们一起来看一下。

"低脂"食品:液态食品,100毫升的脂肪含量应低于1.5克;固体食品,每100克的脂肪含量必须低于3克;而且来自脂肪的热量占总热量的比例不能超过30%。

"高钙"食品:每100毫升液体食物不得含少于120毫克的钙质。

"高纤"食品:每100克固体食品膳食纤维含量达到6克以上。

怀孕35周了,晚上小腿总抽筋,可我经常喝牛奶补钙,为什么还会这样呢?

缺钙是引起腿抽筋的一个主要原因,除此之外还有一些其他原因会引起腿抽筋。

1. 白天走路太多或站立太久,使小腿肌肉疲劳。
2. 环境温度突然改变,晚上过于寒冷,也会引起腿抽筋。
3. 孕期体重逐渐增加,双腿负担加重,腿部肌肉因受到额外的体重压力而长期处于疲劳状态。
4. 下肢静脉曲张,导致下肢局部血液循环不良。

如果发生腿抽筋,可以尽量使小腿蹬直、肌肉绷紧或局部按摩小腿肌肉,都可以缓解抽筋疼痛的症状。同时,因为引起孕期腿抽筋的主要原因是缺钙,所以可以在医生的指导下补充一些钙剂。

吃什么可以让宝宝发质更好?

孕妈妈可以吃一些富含B族维生素的食物,有助于宝宝的头发浓密乌黑,如坚果、瘦肉、鱼、动物肝脏、鸡蛋、牛奶、豆类、紫菜等。但要注意,坚果、动物肝脏含有的油脂比较高,应注意摄入量,避免引起消化不良。

孕10月

胎宝宝的成长轨迹

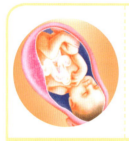

第37周
本周末，宝宝就是足月儿了

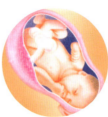

第38周
剧烈胎动少了

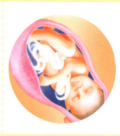

第39周
皮肤变得光滑

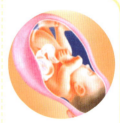

第40周
做好出生准备

胎宝宝：长成漂亮的小宝宝

到了第37周末，胎宝宝已经完全入盆，可以算是足月的宝宝了！这个月的胎宝宝已经会自动转向光源，这是"向光反应"。胎宝宝的感觉器官和神经系统可对母体内外的各种刺激做出反应，并且能敏锐地感知母亲的心情、情绪以及对自己的态度。手脚的肌肉已经十分发达，骨骼已变硬，头发也有3~4厘米长了。此时，除了肺部以外，胎宝宝的各部分器官已发育完成。在出生后几小时内，肺部才能建立起正常的呼吸模式。

孕妈妈：身体做好分娩准备

这个月孕妈妈会感到下腹坠胀，因为胎宝宝在肚子里位置下降了，不过呼吸困难和胃部不适的症状开始缓解了，只是随着体重的增加，行动越来越不方便。孕妈妈在这几周都会很紧张，有些孕妈妈还会感到心情烦躁焦急，这也是正常现象。要尽量放松，注意休息，密切注意自己身体的变化，随时做好临产准备。

饮食宜忌

✅ 每样食物少吃点、多吃几样

孕妈妈的饮食要多样化,就是在总热量不变的情况下,食物的种类越多越好,这样不会导致热量超标,又能从多种食物中摄取到全面营养,有利于胎宝宝的生长发育。

✅ 合理安排进餐顺序,避免进食过多

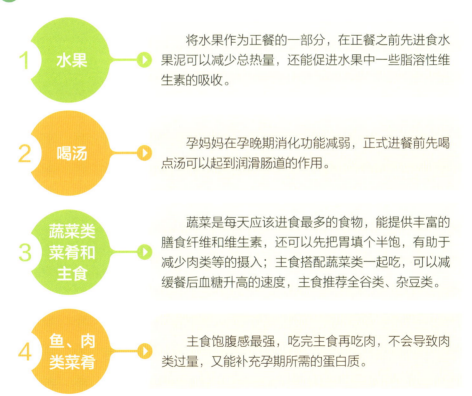

1 水果:将水果作为正餐的一部分,在正餐之前先进食水果泥可以减少总热量,还能促进水果中一些脂溶性维生素的吸收。

2 喝汤:孕妈妈在孕晚期消化功能减弱,正式进餐前先喝点汤可以起到润滑肠道的作用。

3 蔬菜类菜肴和主食:蔬菜是每天应该进食最多的食物,能提供丰富的膳食纤维和维生素,还可以先把胃填个半饱,有助于减少肉类等的摄入;主食搭配蔬菜类一起吃,可以减缓餐后血糖升高的速度,主食推荐全谷类、杂豆类。

4 鱼、肉类菜肴:主食饱腹感最强,吃完主食再吃肉,不会导致肉类过量,又能补充孕期所需的蛋白质。

✅ 减少动物蛋白,增加大豆及豆制品等植物蛋白的摄入

整个孕晚期对蛋白质的需求量都是比较高的,要达到每日85克,并且增加优质蛋白质的摄入。蛋白质是修复组织器官的基本物质,子宫和乳房的增加、胎宝宝的生长、产后乳汁的分泌都需要大量的蛋白质。

孕晚期，孕妈妈在保证蛋白质摄入总量且奶类摄入量的同时，可减少动物蛋白的摄入，适当增加大豆、豆腐、豆浆等植物性优质蛋白质的摄入，从而避免发胖。

✅ 补充富含维生素 K 的食物，防止生产时出血

维生素 K 是脂溶性维生素，其主要作用是参与凝血因子的形成，有凝血和防止出血的作用，还参与胎宝宝骨骼和肾脏组织的形成。孕妈妈如果体内缺乏维生素 K，会导致血液中凝血酶减少，容易引起凝血障碍，发生出血症，因此孕晚期要重点补充维生素 K，以避免生产时的大出血。含维生素 K 丰富的食物有菜花、菠菜、莴笋、动物肝脏和谷类食物。

✅ 补充水溶性维生素，促进肠道蠕动

接近生产，需要补充足够的水溶性维生素，比如维生素 B_1、维生素 B_2、维生素 C 等，这些物质极易缺乏，需要及时补充。充足的水溶性维生素也能提高产后的乳汁质量。对于即将生产的孕妈妈来说，维生素 B_1 可以帮助维持良好的食欲，促进肠道蠕动，还能增加分娩力量，避免产程延长。大多数蔬菜和水果中富含水溶性维生素 C，粗粮谷物中 B 族维生素的含量较高。

✅ 摄入足够的钙和维生素 D，促进胎宝宝骨骼钙化

孕晚期，胎宝宝的牙齿和骨骼的钙化明显加速，胎宝宝体内的钙大部分是在孕晚期存储的，所以要继续保持每天 1000 毫克的钙量，同时注意多摄入维生素 D，以促进钙的吸收。

✅ 注意补铁以保证生产

整个孕期都需要注意铁的补充，临近生产的时候更不能忽视，宝宝的发育需要铁，而分娩时会流失血液，同样需要铁的补充。补铁以富含血红素铁的猪瘦肉、牛瘦肉、猪肝、猪血等为好，此外植物性食物中的木耳、芹菜、菠菜等也富含非血红素铁，食用时搭配富含维生素 C 的食物一同摄入，可以提高铁的吸收率。

❌ 过量补钙

补钙过量会导致胎儿骨骼太硬，不利于分娩，还容易导致孕妈妈便秘。其实单独从食物中获取钙是很难过量的，能达到每天的1000毫克就很不容易了，补钙过量往往是补充钙片过多导致的，因此要根据饮食中的钙摄入量，咨询医生或营养师，制订适合自己的补钙方案。另外，在选用钙片的时候要注意，有的产品上标注的不是纯钙的含量，而是碳酸钙和柠檬酸钙等钙化合物的量，要注意区分。

❌ 一次性大量喝水

到孕晚期，子宫已经撑得很大，胃部收到压迫变小，所以胃容量变小，不要一次性大量饮水，以免影响进食，也不利于代谢。有孕晚期水肿的孕妈妈还会加重水肿，可以少量多次地喝水。

❌ 吃黏滞和高脂肪类食物

临产期，受增大子宫的影响，孕妈妈的胃肠分泌消化能力降低，对食物的消化能力也下降，因此不要吃难消化的食物，比如糯米制品、高脂肪食物等，以免增加肠胃负担。

❌ 饮食过量

临产前不能不加节制地摄取高热量食物，不仅会加重胃肠负担，还容易造成腹胀，而且胎宝宝长得过大容易导致生产过程中出现难产、产伤等情况，临产前这一个月的饮食以少而精为好，并且少量多次进食。

Tips

分娩前要保证充足的休息

临近预产期，孕妈妈随时都有分娩的可能，且每天都会感到几次不规则的子宫收缩，经过卧床休息，宫缩会很快消失。这时，孕妈妈需要保持正常的生活和睡眠，吃些营养丰富、容易消化的食物，如鸡蛋、牛奶等，为分娩准备充足的体力。

临近分娩时，孕妈妈除了保持充足的睡眠外，适当午睡也有利于分娩，因为分娩时体力消耗较大。

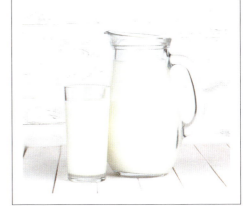

宜

孕 10 月宜吃食物

✓ 玉米

富含维生素 B_2、蛋白质，能增加分娩力量，避免产程延长。

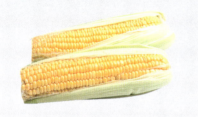

✓ 豆浆

富含优质蛋白质、钙，可增强孕妈妈体质，促进胎宝宝骨骼钙化。

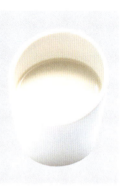

✓ 菜花

富含维生素 K，避免生产时出现凝血障碍。

✓ 豌豆苗

富含维生素 B_1、维生素 C，能促进肠胃蠕动，使孕妈妈维持良好食欲。

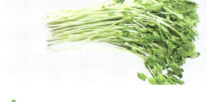

✓ 鸭血

富含铁、钙，容易消化吸收，很适合孕妈妈补铁。

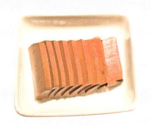

✓ 鲜枣

富含维生素 C，对提高产后乳汁质量有益。

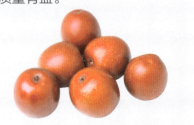

孕10月营养美味食谱

松仁玉米

增强食欲、预防便秘

材料 嫩玉米粒200克,胡萝卜50克,去皮松仁30克。
调料 盐3克,白糖5克,水淀粉10克。
做法
1. 玉米粒洗净,焯水,捞出;胡萝卜洗净,去皮,切丁;松仁炒香,捞出。
2. 油锅烧热,放玉米粒、胡萝卜丁炒熟,加松仁、盐、白糖,用水淀粉勾芡即可。

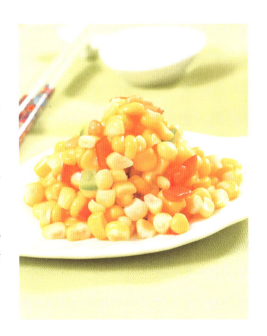

菠菜鸭血汤

补铁

材料 鸭血250克,菠菜150克。
调料 葱末5克,盐3克,香油2克。
做法
1. 将鸭血洗净,切块;菠菜去老叶,掰开,洗净,焯水,捞出,切段备用。
2. 锅置火上,倒植物油烧热,放入葱末煸炒出香味,倒入适量清水煮开,放入鸭血块煮沸,转中火焖10分钟。
3. 放入菠菜段,加入盐,小火煮1分钟,淋香油即可。

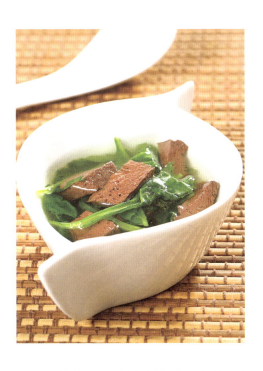

孕10月 常见饮食问题

孕晚期，为了积蓄体力，是不是要好好补补？

有些孕妈妈知道生产时需要一定的热量，因此在临产前就增大饭量或者食用一些补品，其实这是错误的。饭量猛增会加重肠胃负担，造成肠胃不适或者消化不良，甚至可能出现更为严重的后果。临产前饮食要重质不重量，少食多餐。食物以清淡、容易消化为佳，可以吃些有营养的粥或者清淡的面条汤、藕粉等食物。

怎样吃可以使产后奶水充足？

蛋白质对乳汁分泌有益，孕晚期摄入一定量富含蛋白质的食物，有助于产后新妈妈乳汁分泌。鱼类、蛋类、奶及奶制品、豆类及豆制品等都是蛋白质的良好来源。需要强调的是，此时即将分娩，孕妈妈需要控制体重，因此，蛋白质的摄入最好以植物性食物为主，以免胎宝宝体重增长过快，增大分娩难度。

临产却睡不好、吃不好，很担心会影响生产，饮食应该注意什么？

孕妈妈此时一般都会紧张、焦虑、食欲不佳，同时，腹部的压迫感也容易导致入睡困难。饮食可以随意一些，想吃时就吃一些，实在吃不下也不要勉强。晚餐一定要清淡、易消化，避免进食高油高脂、易产气的食物，以免增加肠胃负担，影响入睡。

听说生产时可以吃巧克力，具体有什么讲究吗？

孕妈妈在进入第二产程时可以吃些巧克力，因为巧克力能快速提供热量，可补充孕妈妈生产时消耗的体力。孕期的其他时间最好少吃或不吃巧克力，因为巧克力含有咖啡因，对胎宝宝发育不利。

第 5 章

坐月子饮食宜忌

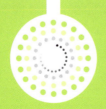

坐月子不落病的生活细节

从医院回到家,把软软的小宝贝放在床上,你开始发愁:这小东西什么时候才能长大?躺在床上,你在心里想:坐月子是不是真的不能洗澡、刷牙,甚至连脸都不能洗?怎样才能理清头绪,科学健康地坐好月子?其实只要你能注意一些生活细节,就能轻轻松松坐月子,幸福地看着宝宝一天天健康长大。

居室每天通风,保持合适的温度、湿度

产后,新妈妈的体力和抵抗力都比较弱,居住环境对新妈妈的身体恢复有很大影响。总的来说,居室内夏天不要太热,冬天不要太冷,温度要保持恒温,这样有利于新妈妈的身体恢复。居室内比较适宜的温度应在22~24℃,湿度应在50%~60%。并要保持居室内空气清新,每天要通风2次,每次通风20分钟,但居室通风时,要让新妈妈和宝宝到其他房间休息,尤其不要吹到对流风,以免受风感冒。舒适的环境不仅能使新妈妈心情愉悦,还能预防多种"月子病"的发生。

刷牙用温水

女性怀孕、分娩后,由于雌激素的作用,牙龈容易发炎,坐月子的新妈妈保持口腔的清洁非常重要,不但要坚持刷牙,而且最好早、晚各一次,刷牙时用温水,以免刺激牙龈。

产后下床活动要趁早

顺产无侧切者产后24小时、会阴侧切以及剖宫产者产后1~2天便可以下床活动。如果整天躺在床上,甚至进食也不下床,不仅会使产妇食欲减退,生殖器官恢复得慢,还可能会导致产妇精神状态不佳、全身无力,

不要忽视产后42天母婴检查

产后第6周,妈妈和宝宝都有一个重要的42天检查。妈妈的检查项目主要包括盆腔、子宫、阴道等检查,看看恢复情况。宝宝的检查主要包括了解喂养及预防接种情况,为宝宝测身长、头围、体重,检查宝宝的心、肺、肝、脾等全身情况,看是否都在正常范围内。

引起子宫内膜炎症，引发器官和组织栓塞性疾病等。产后经常下床活动活动，能增强腹肌收缩，促进子宫复原、恶露排出、增进食欲，防止尿潴留和便秘的发生。剖宫产的产妇尽早下地活动能防止肠粘连。

穿带后帮的拖鞋

月子期间，新妈妈一定要注意足部保暖，应穿带后帮的鞋或者专门的月子鞋，以免走路带风引发产后足跟痛或腹部不适。

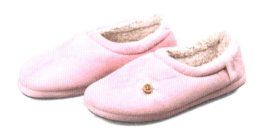

月子里穿拖鞋最好选择软底儿带帮的，以免发生足底痛、足跟痛。

注意护眼，不要长时间看书、看手机、看电视

新妈妈产后身体虚弱，哺乳的妈妈每天还要多次哺乳，因此月子里一定要注意休息，保持良好的睡眠，最好是宝宝睡的时候大人也睡，以保持充足的体力。另外，新妈妈在月子期间一定要注意保护眼睛，不要长时间看书、看电视、看电脑、看手机，以免埋下健康隐患。

报喜电话由新爸爸打

生产结束后，新妈妈体力虚弱，最需要的是休息，因此向亲朋好友报告喜讯的任务就交给新爸爸来做吧。

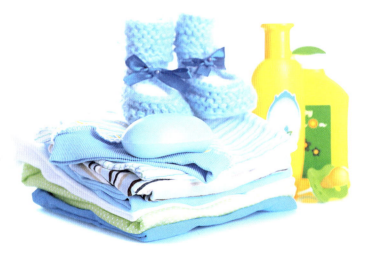

宝宝所需的衣服、尿布、口水巾、湿巾等物品都要分门别类放置好，这样照顾宝宝的时候就不至于因为找不到所需的东西而手忙脚乱。

分娩当天

顺产妈妈：了解临产征兆和产程

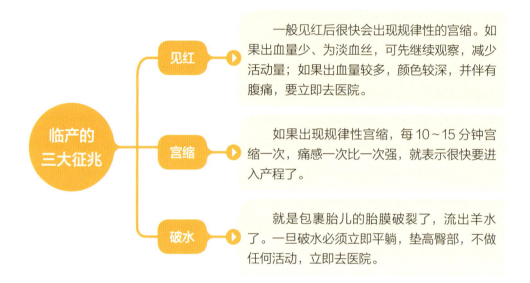

什么是三大产程

自然分娩被分为三个阶段，从规律性子宫收缩开始到胎儿胎盘娩出为止的全过程称为总产程，总产程分为三个阶段，即三大产程。

第一产程：指子宫闭合至开到10厘米左右的阶段，可以持续24小时。

第二产程：指从子宫颈口全开到胎宝宝娩出的阶段，一般需1小时左右，不超过2小时。

第三产程：指从胎宝宝娩出到胎盘娩出的阶段，需6~30分钟。

顺产过程需历时多久

对于生产不要抱有恐惧，生孩子不会生上十天八天的，真正动产到胎儿娩出一般是24~48小时。发生滞产的情况下，医生会及时采取干预措施。那些来来回回进产房的情况都是假临产所致，并不是真的生了那么久，因此要了解什么是真临产的征兆，也要克服恐惧心理，顺其自然，生孩子必定是水到渠成的。

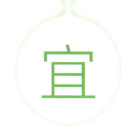

顺产妈妈饮食宜忌

✓ 及时补充热量，少食多餐

一般从规律性的宫缩开始到正式分娩要经历12小时以上，而这期间会消耗大量的体能，孕妈妈需要持续不断地补充热量才能有足够的体力生产。这时可以选择清淡、容易消化、高糖分或高淀粉的饮食，比如烂面条、牛奶、蛋糕、面包等都可以，不要吃不易消化的高脂肪、高蛋白食物，不要吃得过饱，可以少食多餐。

✓ 宫缩间歇灵活进餐

一般来说，当产妇的宫颈口开至2~3厘米的时候就要进入产房待产了。进入产房后，阵阵发作的宫缩痛常影响产妇的胃口，但是自然分娩的初产妇一般要经历12~18小时，体力消耗非常大，产妇一定要及时合理地补充营养，可在宫缩间歇期灵活进食。

✗ 干脆不进食

如果不及时补充热量，产妇就会体力不足，导致分娩困难，延长分娩时间，甚至出现难产。个别孕妈妈在生产时会非常没食欲，什么也吃不下，这种情况一定要告诉医生，医生会根据孕妈妈的情况输葡萄糖、生理盐水或其他药物，以补充营养，提供热量。

✗ 吃容易产气的食物

分娩之前，孕妈妈最好不要吃富含膳食纤维的蔬菜和水果，否则会产生较多的粪便，等需要你用力屏气的时候可能会排出粪便，那就太难堪了。富含膳食纤维的食物有燕麦、芹菜、菠菜、韭菜等。

宜 宜吃食物

✅ 蜂蜜

含糖丰富,可以让产妇在分娩的时候更有体力,有利于顺利生产,可以在临产之前或者宫缩间隙喝点蜂蜜水。

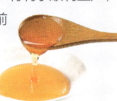

✅ 巧克力

含糖丰富,释放热量快,产妇可以在宫缩间隙吃些巧克力,能增加体能。

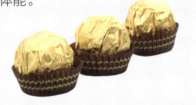

✅ 香蕉

含糖量高,还富含膳食纤维、铁等,临产前一段时间经常吃香蕉可以通便补血,对产后肠道恢复有利。

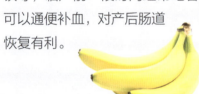

✅ 蛋糕

富含碳水化合物,能够迅速释放热量,能充饥,补充产妇体力。

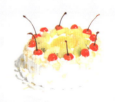

✅ 鸡蛋

富含优质蛋白质、铁等,用蒸、煮等方式烹饪,易消化,还能补充营养。

✅ 瘦肉

富含铁、维生素B_1等,能提高产力,可以做成肉丝面等,能补充产妇营养。

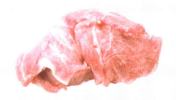

营养美味食谱

菠菜瘦肉粥

补血、易消化

材料 大米100克,猪瘦肉30克,菠菜40克。
调料 盐3克。
做法
1. 大米洗净,用水浸泡30分钟;菠菜洗净,焯水后切段;猪瘦肉洗净,切小丁,焯水,捞出。
2. 锅内加适量清水烧开,加入大米,大火煮开后转小火。
3. 煮20分钟,放入肉丁,继续煮10分钟,加入盐、菠菜段搅匀,煮5分钟即可。

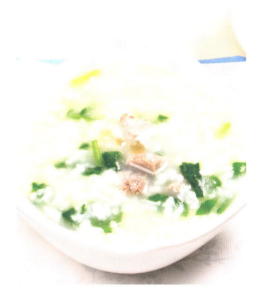

蒸蛋羹

补充营养

材料 鸡蛋2个。
调料 盐、香油各1克。
做法
1. 鸡蛋打入碗中,加盐、适量清水搅拌均匀。
2. 将鸡蛋液入蒸锅大火蒸约10分钟,出锅前淋上香油即可。

功效
鸡蛋富含优质蛋白质,加入清水搅匀蒸熟,营养物质更容易消化和吸收,且清淡软嫩,很适合体质虚弱的时候补充营养和体力。

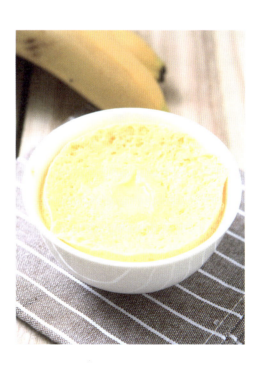

剖宫产妈妈：了解术前准备和手术流程

术前要多休息，保存体力

剖宫产手术虽然不像自然分娩那样需要消耗大量的体力，但手术后的恢复也会消耗大量体力，所以产前要多休息，以保存体力。

术前最好洗个澡

因为剖宫产是创伤性手术，产前洗个澡，能减少细菌感染概率。此外，术后伤口也不宜沾水，很长一段时间不能洗澡，所以术前最好洗个澡。

剖宫产手术流程

各个医院在进行剖宫产手术顺序上有些不同，一般遵循以下步骤：

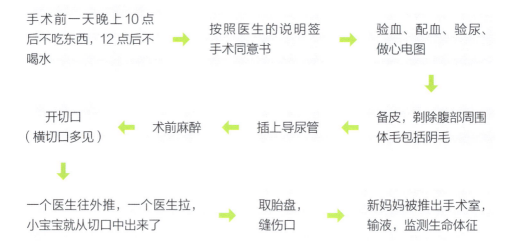

想要二胎的产妇，剖宫产后要隔 2~3 年再怀孕

初产妇选择剖宫产后要注意，将来如果想生二胎，要间隔 2~3 年，因为剖宫产后子宫壁的刀口在短期愈合不佳，过早怀孕，新鲜的瘢痕在妊娠末期或分娩过程中很容易胀破造成危险。第一胎剖宫产的，再次妊娠，如果条件允许可以采用阴道分娩的方式，但是有严格的适应证，要求剖宫产术后间隔 3 年才能再次妊娠。

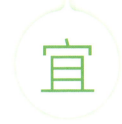

剖宫产妈妈饮食宜忌

✅ 剖宫产术前 12 小时开始禁食

一般情况下,剖宫产手术前一两天要求清淡饮食,手术前 12 小时孕妈妈就要禁食了,如果继续进食,一方面容易引起产妇肠道充盈胀气,影响整个手术的进程,还有可能会误伤肠道;另一方面,剖宫产后,产妇失血比自然分娩要多,身体会很虚弱,发生感染的机会就更大,有些产妇还会因此出现肠道胀气而延长排气时间,对产后身体恢复不利。

✅ 禁食前的饮食宜清淡

手术前的饮食以清淡为宜,辣椒、姜、蒜等辛辣刺激性食物会增加伤口分泌物,影响伤口愈合,而肥腻食物同样不利于术后的恢复。因此,手术前孕妈妈适宜吃一些清淡的粥、小菜等。

❌ 剖宫产术前喝水

手术前 6 小时不宜再喝水,因为手术前需要麻醉,麻醉药物对消化系统有影响,可能会引起孕妈妈恶心、呕吐,禁水可以减少这些反应,避免呕吐物进入气管引发危险。

❌ 剖宫产术前进补

很多人认为剖宫产出血较多,在进行剖宫产手术前吃一些西洋参、人参等补品增强体力。其实这非常不科学,参类补品中含有人参皂苷,有强心、兴奋的作用,服用后会使孕妈妈大脑兴奋,影响手术的顺利进行。此外,服用人参后,容易使伤口渗血时间延长,对伤口的恢复也不利。

产后第1天

顺产妈妈：充分休息，促进恢复

减少探视，充分利用时间好好休息

新妈妈坐月子的居室空间有限，休养需要安静的环境，很多亲戚朋友入室探望，一是会影响新妈妈和宝宝的休息，二是难免会带进来一些病菌，探视时间应选择在宝宝满月以后。

密切关注24小时内的出血量

产后第一天，新妈妈要特别注意产后出血的问题。新妈妈产后2小时内最容易发生产后出血，顺产妈妈产后2小时内出血400毫升，24小时内出血500毫升，剖宫产妈妈产后24小时内出血1000毫升，就可被诊断为产后出血。出现这种情况要及时找医生。

产后6~8小时解小便

自然分娩的新妈妈第一次排尿非常重要。因为膀胱受到分娩过程的挤压导致敏感度降低，容易出现排尿困难，而充盈的膀胱会影响子宫的收缩，所以产后6~8小时内最好进行第一次排尿，可以预防产后尿潴留。

及时开奶：产后30分钟要让宝宝吃第一口奶

产后30分钟让宝宝吃上第一口奶，且每次吸吮超过30分钟！即使没有乳汁也要让宝宝吸吮乳头。这样做，不仅有利于促进乳腺通畅，增加乳汁的分泌，还有利于子宫的收缩。而且母乳中的有益菌和抗体能尽快帮助宝宝建立肠道菌群和免疫系统。

腹部做环形按摩促进排恶露

自然分娩后，新妈妈常常会因为宫缩而引起下腹部阵发性疼痛。这时，家人可以用一个热水袋敷在新妈妈的下腹部，帮助缓解腹部疼痛。家人也可以帮助新妈妈在下腹部做环形按摩，以感觉到该部位变硬即可，有利于促进恶露排出。

顺产妈妈饮食宜忌

 吃藕粉、小米粥等流食

顺产新妈妈如果有胃口,在生产后2小时就可以进食。不论哪种生产方式,产后的新妈妈气血损耗大,生产过程中出汗较多,在可以进食时都要选择营养好、易消化的流质食物,以免对胃肠造成负担,同时还能为身体补充水分。产后第一天,新妈妈的胃口没有恢复,加上身体比较疲惫、肠道消化功能较弱,多吃小米粥能够帮助恢复体力,刺激肠胃蠕动,增进食欲,还能补虚损。小米除了可以直接煮粥外,还可以加入红枣、桂圆、花生等同煮。

 一天吃5~6餐,减轻胃肠道负担

产后新妈妈的胃肠功能还没有恢复正常,一顿不要进食太多,以免加重肠道负担,可以少食多餐,一天可吃5~6餐。

 生完就喝下奶汤

产后,新妈妈分泌的是初乳,乳量很少,很多妈妈担心宝宝吃不饱,就迫不及待地喝汤下奶。其实,新生儿在出生后的几天内食量很小,如果新妈妈过早喝下奶汤容易导致乳腺导管堵塞,乳房胀痛,反而不利于下奶。一般在产后3天开始逐渐喝些下奶汤水下奶即可。

 大量吃鸡蛋

坐月子的新妈妈每天吃1~2个鸡蛋就可以了,可以补充优质蛋白质,促进恢复,提高乳汁质量。但是如果吃太多鸡蛋,不易消化,还会引起消化不良,加重肝肾负担,天天如此还容易引发产后肥胖。

剖宫产妈妈：如何减少疼痛

6小时后最好采取枕枕头侧卧位休息

6小时后就可以枕枕头了，但不宜采用平卧，因为这样会加重伤口疼痛，且对子宫收缩痛较敏感，所以最好采用身体与床成20~30度角（可用毛毯或被子垫在后背）的姿势休息，这样能缓解身体移动时对伤口的牵拉痛和震动。

剖宫产后要坚持输液

剖宫产作为一种创伤性手术，需要给予抗生素治疗预防感染。很多新妈妈会担心输液用药会影响乳汁的质量，其实，没必要过分担忧。因为剖宫产用药通过血液进入体内，但很快就会被代谢出体外。因此，对乳汁成分的影响微乎其微。

谨防缝线断裂

术后，家人要提醒妈妈伤口还没有恢复，时刻要小心。因为新妈妈咳嗽、恶心等都有可能会牵拉伤口。新妈妈一旦出现剧烈咳嗽等情况时，家人可以帮助新妈妈用手按压伤口两侧，避免伤口撑开。

剖宫产妈妈生完宝宝就能喂奶吗

剖宫产妈妈虽然会使用麻药，但一般是局部麻醉，不会影响奶水的质量。所以产后30分钟就可给宝宝喂奶。

家人要帮助剖宫产妈妈按摩全身肌肉

剖宫产手术结束后，新妈妈往往会受到麻药的影响导致肌肉僵硬，尤其是下肢肌肉，甚至是没有感觉的。这时，一般护士会交代家人帮助剖宫产妈妈做按摩，按四肢和全身的肌肉，避免新妈妈肌肉僵硬，如捏双臂和双腿，帮助腿部做屈伸运动等，为新妈妈尽早排便和下床行走做准备。

剖宫产妈妈饮食宜忌

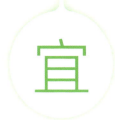

✅ 术后 6 小时还没排气的，要排气后再进食

大多数新妈妈术后 6 小时内会排气，排气后可以进食一些汤粥类流食，富有营养且易消化，如蛋汤、烂粥、面条、无糖藕粉等。但如果 6 小时之内没有排气，最好先喝一些促排气的汤，如萝卜汤、鸽子汤等，增强肠胃蠕动，减少腹胀，促进排气，预防肠粘连。

✅ 排气后可进食流质食物，术后 12 小时可进食半流质食物

术后 6 小时正常排气后，可以先少量喝点水、米汤、无糖藕粉等，补充体内的水分。术后 12 小时，可吃点细软的面条，但不要急着喝牛奶和吃含糖的食物，这类食物容易产气，会影响伤口愈合。同时在床上轻微活动下肢，以增强肠蠕动，促进排气。

❌ 吃得太饱

剖宫产妈妈在排气后就可以进食了，但要注意最好不要吃得太饱，以免导致腹胀、腹压增高，延长康复时间。

❌ 吃胀气食物

暂时忌食牛奶、豆浆、浓糖水等易导致胀气的食物。

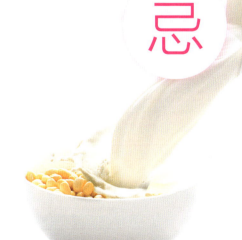

宜

产后第1天宜吃食物

✓ 小米

富含 B 族维生素，对于产后气血亏损、体质虚弱的新妈妈有很好的补益作用，还能健脾开胃、促进睡眠。

✓ 大米

富含碳水化合物，可补益五脏、易消化吸收，产后第一天吃大米粥要煮得非常软烂。

✓ 藕粉

富含淀粉、铁等，能补血、补虚，又容易消化吸收，产后第一餐冲点藕粉做流食，能补充体力，又不会增加消化负担。

✓ 鸡蛋

富含优质蛋白质、铁、卵磷脂等物质，可以促进乳汁分泌，但是产后第一天吃鸡蛋以蒸蛋羹为好，软烂易消化。

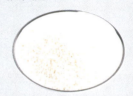

✓ 白萝卜

可以帮助剖宫产妈妈产后排气，防止肠粘连的发生，也有通便、促进肠道蠕动的效果。

✓ 桂圆

富含铁和碳水化合物，可改善产后气血不足导致的体弱、乏力、失眠等症，促进恢复，可加入粥里同煮。

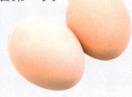

产后第 1 天营养美味食谱

蛋花汤

补营养、易消化

材料 鸡蛋1个。
调料 盐1克。
做法
1. 鸡蛋打入碗中,加盐搅匀。
2. 锅置火上,放适量清水煮开,放入鸡蛋液,煮开即可。

功效
产后要从易消化的流食逐渐过渡到半流食,有利于新妈妈消化系统功能的恢复。鸡蛋富含蛋白质和矿物质,可以补充营养。

注:剖宫产妈妈以吃鸡蛋羹为好。

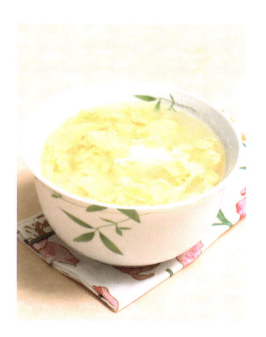

小米粥

养肠胃、促恢复

材料 小米60克。
做法
1. 将小米淘洗干净。
2. 锅置火上,倒入适量清水烧开,放小米大火煮沸,再转小火,煮至小米开花即可。

功效
小米可以补脾胃,促进产后消化功能恢复,还富含B族维生素,补充体力、改善睡眠。

注:剖宫产妈妈以喝小米汤为主。

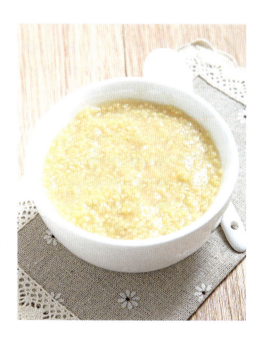

三角面片

补充体力、促进肠道健康

材料 馄饨皮50克,青菜30克。
调料 高汤适量。
做法
1. 青菜洗净,切碎;馄饨片用刀拦腰切成两半后成小角状。
2. 锅中放高汤煮开,放入三角面片,煮开后放入青菜碎,煮至沸腾即可。

功效
面片软烂、容易消化,加入青菜还能补充维生素,有利于产后肠道功能的恢复。

注:剖宫产妈妈暂不适合食用。

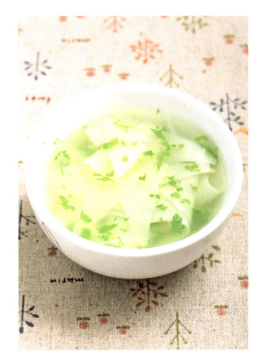

红枣桂圆粥

滋补气血

材料 桂圆肉20克,红枣10枚,大米60克。
调料 红糖5克。
做法
1. 大米洗净,用清水浸泡2小时;桂圆肉和红枣洗净。
2. 锅置火上,加入适量清水煮沸,加入大米、红枣、桂圆肉,用大火煮沸,再用小火慢煮成粥,加入红糖即可。

功效
桂圆可以补虚,红枣可以补气养血,大米可以补益五脏,三种食材煲粥可滋补气血。

注:剖宫产妈妈暂不适合食用。

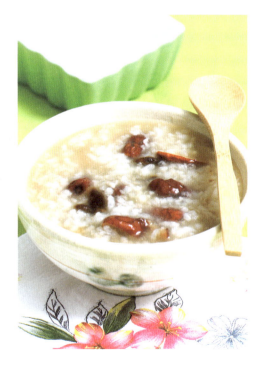

产后第 2 天

顺产妈妈：排恶露

产后第 1~3 天排红色恶露，量多

产后 1~3 天，护士和家人要密切关注新妈妈的恶露情况，正常的恶露应该呈鲜红色、量较多，有血腥味；但如果恶露颜色灰暗且不新鲜，有异味，并伴有子宫压痛，说明子宫合并感染，应该及时请医生检查，用抗生素控制感染。

试着排便

不管是顺产还是剖宫产，产后 2~3 天一定要试着排便，因为产后身体虚弱，胃肠道蠕动相对缓慢，非常容易导致排便困难，时间长了会导致便秘甚至痔疮。所以产后一定要主动尝试排便，若出现便秘，要适当活动，多吃蔬菜，严重的时候要咨询医生给予软便剂。

分泌初乳

大部分新妈妈在产后第二天或第三天，双侧乳房开始发胀、膨大，有胀痛感及触痛，开始分泌乳汁，这时分泌的奶量较少，是初乳，对于宝宝来说十分珍贵，一定要喂给宝宝吃，初乳可以赋予宝宝免疫力，对宝宝的生长发育具有重要意义。妈妈在整个哺乳期分泌的乳汁成分是变化的，一般分为四个阶段，初乳一般只持续 4~5 天。

乳汁分泌的四个阶段	时间	营养成分的变化
初乳	产后 7 天内	高蛋白质、低脂肪
过渡乳	产后 7~14 天	蛋白质少、脂肪和乳糖多
成熟乳	产后 14 天后~产后 10 个月	蛋白质逐渐减少、脂肪和乳糖逐渐增多
晚乳	产后 10 个月以上	各营养成分都较之前有所下降

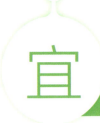

顺产妈妈饮食宜忌

 吃软烂的面条和粥类

产后第2天,新妈妈的肠胃功能尚未恢复,仍然要以清淡、易消化的流质或半流质食物为主,如小米粥、瘦肉粥、蒸鸡蛋等。

 适当吃些绿叶蔬菜

刚生产的妈妈肠道蠕动还没完全恢复,容易发生便秘,再加上如果有侧切伤口,从心理上也会对排便产生畏惧。所以要及时吃些蔬菜,在补充维生素的同时也有助于排便。

 喝生化汤,调理、排恶露

生化汤能生血祛瘀,帮助排出恶露。顺产新妈妈产后第2~3天可以饮用,剖宫产新妈妈则最好产后7天再开始饮用。生化汤要温热饮用,不宜长时间服用,以7天为宜,不要超过2周。不同体质的新妈妈在饮用前最好先咨询医生,产后血热且有瘀血的新妈妈不宜饮用;恶露过多、出血不止的新妈妈也不宜饮用。

❌ 完全不吃盐

传统观念认为月子里不应该吃盐,其实月子里不能完全忌盐,当然也不能多吃,以清淡为主。因为产后会有一段利尿期,身体会通过流汗及多尿代谢掉身体里多余的水分,如果摄取的盐分过多,容易导致过多的水分滞留在体内,容易引起高血压。所以坐月子期间饮食要以清淡为主,要少放盐,尤其是产后1周之内盐更要少之又少。

 刻意增加进食量

产后几天内,新妈妈不用刻意增加进食量,整体以自己感觉不饿、胃肠舒服为主,因为此时乳汁分泌量总体比较少,加上刚生产完,肠胃消化功能比较弱,如果增加食量太多,会造成消化负担,可以慢慢增加,让肠胃逐渐恢复、适应。

剖宫产妈妈：缓解伤口痛

经常起身坐一坐，促进排气

剖宫产后的第2天，新妈妈要经常起身坐一坐，这样有利于妈妈排气，最好是在家人的帮助下，免得弄疼伤口。

拔掉导尿管后要及时排尿

剖宫产妈妈在手术前会被放置导尿管，一般在术后24~48小时待膀胱恢复排尿功能后将其拔出。导尿管拔出后，新妈妈要尽快排尿，以降低排尿困难的可能性，以及因长时间使用导尿管而引起尿路感染的危险性。

穿大号内裤，避免摩擦伤口

剖宫产后，妈妈可以选择大一号的内裤或平脚内裤，这样可以更好地保护伤口，且让伤口感觉更舒服。因为术后新妈妈的抵抗力比较弱，所以内裤要每天更换，且要放在太阳下曝晒，这样可以有效地防止伤口感染。

产后伤口疼痛难忍，家人来帮忙

剖宫产后的第2天，很多妈妈仍然感到伤口十分疼痛，家人可以通过下面的方法帮助新妈妈缓解伤口痛：

帮助新妈妈缓解伤口痛

1. 当妈妈翻身或者咳嗽时，爸爸可以用双手紧按伤口，这样有利于减少震动，从而减轻新妈妈伤口的疼痛。
2. 当妈妈侧躺时，可在其腰下放一个枕头（或者在腹部放一条毛毯）以作支撑，也可减轻疼痛。
3. 可以给新妈妈播放一段轻柔的音乐，或者帮助妈妈按摩一下腰腹部等，都可以减轻伤口的疼痛。

保持伤口干燥

产后一周别让伤口沾水，清洁身体先用擦拭的办法，最好一周后再淋浴。

剖宫产妈妈饮食宜忌

 以稀粥、蒸蛋等为主，不要大补

产后第2天，妈妈尚处于身体恢复期，肠胃功能也较弱，最好保持易于消化的流质或半流质的饮食。比如小米粥、藕粉、蒸鸡蛋等。比较油腻的、大补的食物仍不宜食用，比如猪蹄汤。也不要吃刺激性的食物，过酸、过辣都不行。

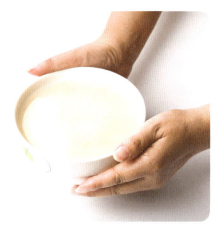

小米粥

 马上进补人参等补品

很多人认为剖宫产手术后，要立即进补人参来增强体质，其实这对健康不利。人参中所含的人参皂苷有强心、兴奋的作用，服用后会使新妈妈出现失眠、心烦气躁的情况，还容易使伤口出血的时间延长，不利于伤口的愈合。因此剖宫产后最好不要立即进补人参，产后2个月以后，体虚的新妈妈可适当补充。

 吃油腻食物

专家提醒，剖宫产后的第1周必须要禁止各种油腻的食物，尤其是一些油炸的食物，这类食物不但会影响伤口的恢复，还有可能导致乳汁分泌不足等情况的出现，无论是对产妇还是对新生儿都是非常不利的。

产后第2天宜吃食物

✅ 猪肝

富含铁,可以预防孕妈妈产后贫血,但不可多食,建议每周吃1~2次,每次40~50克。

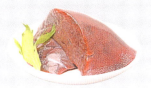

✅ 鸭血

铁含量较高,且容易被人体吸收,有利于新妈妈补充气血、清除恶露。

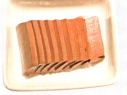

✅ 木耳

富含铁,能帮助新妈妈补铁补血,其含有的胶质能吸附肠道内的灰尘和杂质,清理肠胃。

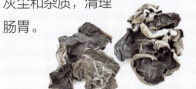

✅ 菠菜

富含铁,月子里适当吃菠菜可以补血养血,其含有的膳食纤维能防止便秘。

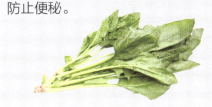

✅ 去皮鸡肉

富含蛋白质,且脂肪含量低,能帮助体质虚弱的新妈妈增强体力。

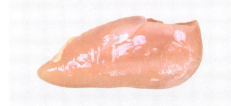

✅ 红糖

可以为新妈妈补充碳水化合物,有效促进恶露的排出和子宫的修复等。

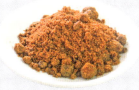

注:这里主要推荐的是顺产妈妈宜吃食物,剖宫产妈妈以小米粥、鸡蛋羹等稀软食物为主。

产后第 2 天营养美味食谱

猪肝菠菜粥

补铁补血

材料 大米 100 克，新鲜猪肝 50 克，菠菜 30 克。

调料 盐 1 克。

做法

1. 猪肝冲洗干净，切片，入锅焯水，捞出沥干；菠菜洗净，焯水，切段；大米淘洗干净，用水浸泡 30 分钟。
2. 锅置火上，倒入适量清水烧开，放入大米大火煮沸后改用小火慢熬。
3. 煮至粥将成时，将猪肝片放入锅中煮熟，再加菠菜段稍煮，然后加盐调味即可。

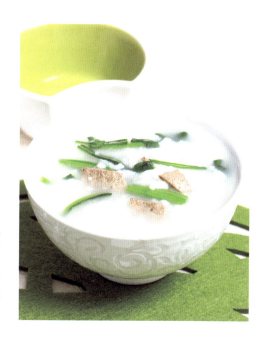

生化汤

促进恶露排出

材料 当归 20 克，川芎 15 克，炮姜、炙甘草各 1 克，桃仁（去皮、尖）10 克。

调料 黄酒 10 克。

做法

将桃仁敲碎后与当归、川芎、炙甘草、炮姜一起放入锅中，加入黄酒和水（以没过药材为宜），煎成一碗。每天正餐前空腹喝 50 克。

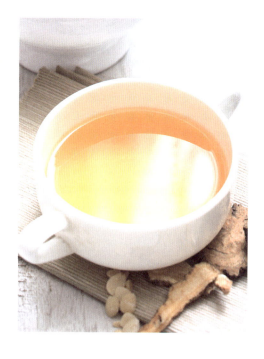

双耳羹

滋阴补血

材料 干银耳、干木耳各10克。
调料 葱末、盐各适量。
做法
1. 干银耳、干木耳分别用清水泡发，择洗干净，切碎。
2. 蒸锅置火上，将银耳碎、葱末和木耳碎放入大碗中，倒入适量清水，入蒸锅，大火蒸15分钟，加盐调味即可。

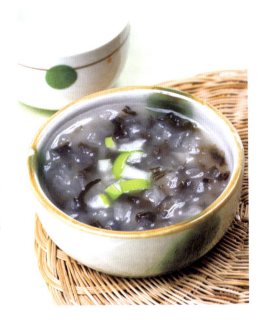

红菇蒸鸡

强身健体

材料 净土鸡300克，干红菇15克。
调料 姜片8克，盐2克。
做法
1. 净土鸡洗净，切小块，放入开水中焯去血水，然后放入锅中，加入适量清水和姜片，上锅蒸30分钟。
2. 干红菇去蒂，用水泡发，洗净，然后放入蒸鸡锅中，继续蒸10分钟，加盐调味即可。

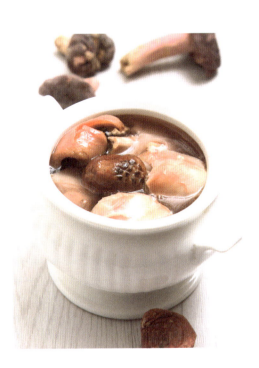

产后第 3 天

顺产妈妈：可以出院了

正常情况下，妈妈可以出院了

家人应该将新妈妈出院的衣服提前准备好，接到医生的出院通知时可以从容地回家。要根据季节的不同选择合适的衣服，但要保证衣服能遮盖住身体重要部位。此外，上衣尽量选择开襟的，因为回家途中可能会给宝宝哺乳，开襟的衣服方便哺乳。上衣要接触宝宝娇嫩的皮肤，最好选择刺激性小的棉质面料。

宝宝睡你就睡

到了今天，妈妈的身体已经有所恢复，能做的事情也多了，如喂奶、换尿布、哄宝宝睡觉等，这些都让妈妈的休息睡眠时间大打折扣。睡眠质量下降加上劳累，让很多妈妈疲惫不堪。所以，为了自己和宝宝的健康，妈妈要根据宝宝的生活作息调整自己的作息时间，当宝宝睡觉的时候，妈妈也要抓紧时间休息，这样才能保证有足够的精力照顾宝宝。

睡觉时不要挤压乳房，否则易得乳腺炎

生完宝宝后，妈妈的乳房丰满、充盈，若不慎挤压，会使软组织受损或引起增生，还容易引起变形，导致双乳下垂。

妈妈睡觉时最易挤压乳房，所以要保持正确的睡姿，以仰卧为主、侧卧为辅，尽量不要俯卧，避免压迫乳房。此外，不要长时间向一个方向侧卧，坚持左右侧卧交替的方式，可避免一侧乳房压迫过久。

顺产妈妈饮食宜忌

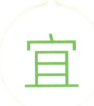

✅ 多吃富含镁、B族维生素的食物

新妈妈在坐月子期间可适当多摄取一些富含镁、锌、B族维生素、多不饱和脂肪酸等营养成分的食物,如海鱼、鸡蛋、深绿色蔬菜、新鲜水果等,可避免产后出现心情压抑或抑郁等不良情绪。

✅ 多吃可排恶露的食物

这是产后恶露正多的时候,新妈妈在饮食上可适当多吃些有助于排出恶露的食物,如可多吃糯米阿胶粥、红枣莲子粥、益母草煮鸡蛋等增强造血,以促进恶露的排出。

✅ 多吃高钙食物

产后新妈妈需要补钙,一方面是满足自身需要,一方面是提高乳汁的质量,这就需要多摄入一些高钙食物,如牛奶及奶制品、大豆及豆制品、海米、芝麻或芝麻酱、西蓝花、紫甘蓝等。其中,牛奶是人体最佳的钙质来源,而且钙和磷的比例适宜,利于钙吸收。

❌ 不吃水果

传统观念里认为产后不能吃水果,因为水果多是凉性的,但其实水果富含维生素、矿物质、膳食纤维和植物化学物,对产后恢复和提升乳汁质量都很有好处,月子期也可以吃。只是注意水果不宜冷藏后食用,应放在常温下,或者在食用之前放温水里泡一下食用,消化功能较弱的新妈妈也可以将水果加温水打汁饮用。

❌ 吃生冷、寒凉的食物

产妇由于分娩时消耗大量体力,气血亏虚,应多食用温补的食物,以利气血恢复。若产后进食生冷或寒凉的食物,则不利于气血的充实,容易导致脾胃消化吸收功能障碍,并且不利于恶露的排出和瘀血的去除。

剖宫产妈妈：怎样喂奶不压迫伤口

侧卧喂奶，可以避免压迫伤口

躺着喂奶对剖宫产妈妈坚持母乳喂养是非常必要的，因为这样有利于夜间的哺乳。采取侧卧的方式喂奶，既可避免压迫伤口，还能减轻腰酸背痛。妈妈侧卧在床上，让宝宝面对乳房，一只手揽着宝宝的身体，另一只手帮助将乳头送到宝宝嘴里，然后放松地搭在枕侧。

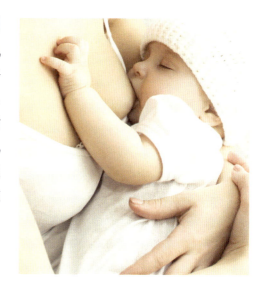

奶水不是攒出来的而是吸出来的

有的妈妈会说自己的奶很少，要攒多一点、涨一点再给宝宝吃。千万不要这样做。因为奶水是吸出来的，不是攒出来的。乳房是一个奇怪的构造，乳汁只有及时排空才能及时生产，如果总是堆着攒着，乳腺管堵住了不仅会涨奶痛苦，还会影响乳汁的分泌。

剖宫产妈妈可以下床活动

剖宫产的新妈妈今天身体有所恢复，可以慢慢坐起来，在床上做深呼吸，对于体力恢复和器官复位有很好的促进作用，但是要避免大力牵扯，以免影响剖宫产刀口的愈合。同时，也可以在床上慢慢活动四肢，如可以试着把腿抬起来，再轻轻放下，每次做2~3下即可，可以促进下肢的血液循环。

剖宫产妈妈可以下床活动

剖宫产的新妈妈今天身体有所恢复，可以由家人扶着慢慢下床适当走动或站立，这对于体力恢复和身体恢复都有很好的促进作用。

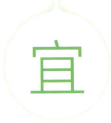

剖宫产妈妈饮食宜忌

✓ 可以适量吃新鲜蔬菜了

蔬菜富含各种维生素、矿物质、膳食纤维等成分，可以促进肠道蠕动，预防产后便秘，还能补充多种营养，产后第三天，新妈妈可以适量吃蔬菜了，但刚做完手术的头几天尽量不吃凉拌菜。

✓ 多吃富含维生素 A 的食物

维生素 A 有促进伤口愈合的作用，β-胡萝卜素进入人体后也可以转化成维生素 A，维生素 A 和 β-胡萝卜素主要存在于猪肝、瘦肉、猪血、西蓝花、胡萝卜、番茄、南瓜、芒果等食物中。产后三四天后，可逐量增加这些食物。

✗ 大量吃豆制品

剖宫产的新妈妈在产后一周内，最好不要大量吃豆制品，这些食物中含有胀气因子，容易使人产生胃肠道胀气、腹泻以及消化不良等现象，不利于伤口愈合。

✗ 过早、过多喝牛奶

喝完牛奶容易肚子胀的新妈妈可能是乳糖不耐受所致，在产后一周最好不要喝太多牛奶。牛奶富含蛋白质、钙等，在人体吸收利用率高，但应采用由少至多的方式逐渐增加，并采取少量多次饮用的方式来减轻胀气，而且最好喝温热牛奶、不喝凉牛奶。也可以选择不含乳糖的舒化奶。

宜

产后第 3 天宜吃食物

✅ 南瓜

能健脾胃、调气血，还富含淀粉、胡萝卜素、维生素C等成分，能补充产后营养。

✅ 鲫鱼

富含不饱和脂肪酸、优质蛋白质，有健脾开胃、利水通乳、增强体质的功效。

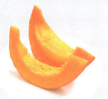
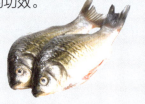

✅ 胡萝卜

富含 β-胡萝卜素，在人体内可转化为维生素A，能有效促进伤口愈合。

✅ 红枣

含维生素C、维生素E以及铁等成分，可补气血、调理脾胃养心安神。

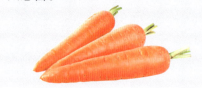
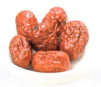

✅ 香蕉

所含的生物碱可帮助大脑制造血清素，从而改善情绪，减少产后抑郁的发生。

✅ 西蓝花

富含 β-胡萝卜素、维生素C、矿物质，能促进伤口修复，提高免疫力。

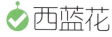

产后第 3 天营养美味食谱

红枣莲子粥

补气血、安神

材料 大米 50 克,红枣 8 枚,莲子 10 克。

做法
1. 大米洗净;红枣、莲子洗净,红枣去核、切开,莲子去心。
2. 锅内倒水烧开,加大米、红枣和莲子烧沸,待莲子煮熟即可。

功效
红枣具有补气养血、调理脾胃的作用;莲子可静心安神,这款粥能帮助新妈妈调补身体,缓解浅眠、多梦的症状。

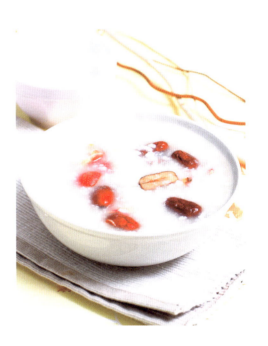

南瓜鸡丝汤

益气血、健脾胃

材料 南瓜 400 克,鸡胸肉 60 克,甜椒 1 个。
调料 盐、葱末、姜片、生抽、淀粉各适量。

做法
1. 鸡胸肉洗净,切片,加淀粉、生抽腌渍 15 分钟;南瓜洗净,去皮、去子,切块;甜椒洗净,去蒂、去子,掰小块。
2. 锅中倒入植物油烧热,放姜片爆香,放入鸡片,略炒,出锅。
3. 另起汤锅,倒入适量清水,放入姜片,大火煮沸,放入南瓜块、鸡片、甜椒块,煮至熟透后调入盐,撒上葱末即可。

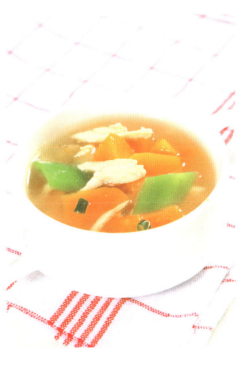

田园蔬菜粥

易消化、促恢复

材料 大米60克,西蓝花、胡萝卜、蘑菇各40克。
调料 香菜末、盐各适量。
做法
1. 西蓝花洗净,掰小朵;胡萝卜洗净,去皮,切丁;蘑菇去根,洗净,切片。
2. 大米常法煮粥至快熟时,下入胡萝卜丁、蘑菇片煮至熟烂,倒入西蓝花煮3分钟,加盐、香菜末拌匀即可。

功效
大米富含蛋白质、碳水化合物,西蓝花富含β-胡萝卜素、维生素C、各种矿物质,蘑菇含维生素D、多糖、矿物质。这款粥营养丰富,还能预防便秘。

鲫鱼丝瓜汤

通乳、利水

材料 鲫鱼1条,丝瓜200克。
调料 姜片、盐各3克,料酒适量。
做法
1. 鲫鱼收拾干净,切小块;丝瓜去皮,洗净,切滚刀块。
2. 锅中加适量水,将丝瓜块、鲫鱼块、姜片一起放入,倒入少许料酒,大火煮沸待汤白时,改用小火慢炖15分钟,至鱼肉熟,加盐调味即可。

功效
鲫鱼富含不饱和脂肪酸、优质蛋白质,能滋补养身,还能利水消肿;丝瓜可以补充维生素C,还能通乳。这款汤可以促进乳汁分泌。

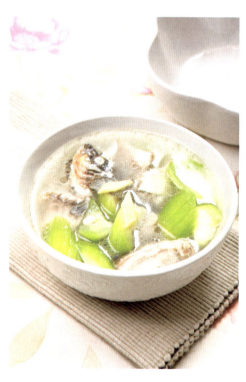

产后第4天

顺产妈妈：关注奶水

宝宝吃不完的奶一定要吸出来

因为乳房中剩余的奶水会堵塞乳腺管，严重的会造成乳腺炎，且剩余的奶水还会影响乳房泌乳，所以宝宝没有吃完的奶一定要吸出来。

如果乳房胀痛要及时按摩，疏通乳腺管

产后乳房在雌激素、孕激素、催乳素的刺激下，乳腺导管和乳腺腺泡会进一步发育，双侧乳房会充血而开始发胀、膨大，有胀痛感及触痛。新妈妈在产后第一时间就要掌握正确的乳房按摩手法，通畅乳腺管，刺激乳汁的分泌。今天仍要及时挤出多余的奶水，并且要经常轻轻按摩乳房，有利于乳房分泌乳汁。

妈妈睡得好，宝宝"粮仓"足

夜里因为要起身喂奶好几次，妈妈晚上会睡不好觉。睡眠不足当然奶水会少，哺乳妈妈要注意多休息，白天可以让他人照看宝宝，自己抓紧时间睡个午觉，还要学会如何在晚间喂奶的同时不影响自己的睡眠。

妈妈心情好，宝宝吃得好

母乳是否充足与妈妈的心理因素及情绪、情感等关系极为密切，舒畅、乐观的好心情可以促进乳汁的分泌，过度的不良精神刺激则易导致乳汁分泌出现异常现象。

多种睡姿交替，有利于产后恢复

分娩结束后，新妈妈的子宫会迅速回缩，但韧带很难在短时间内恢复原状，再加上盆底肌肉、筋膜在分娩时过度拉伸或撕裂，导致子宫在盆腔内的活动范围较大，进而容易随着体位的变化而变动，所以月子期间，新妈妈休息时要注意躺卧的姿势。为了避免子宫向后或一侧倾倒，新妈妈应尽量避免长期仰卧，而应该仰卧和侧卧交替休息。但奶水较多的妈妈，注意一次侧卧时间不宜长，否则易引发乳腺炎。

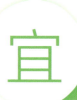 **顺产妈妈饮食宜忌**

适当喝点下奶汤

一般产后第4天,新妈妈可能已经开始大量分泌乳汁了,也有的会稍晚些。此时可适当喝点下奶汤,比如鲫鱼汤、瘦肉汤等,但要将汤内的浮油去除,以免脂肪过多阻塞乳腺,而且进食太多的脂肪也会使乳汁内脂肪含量过高,易引起宝宝腹泻。

经常吃莲藕

莲藕可散瘀,产后一周内食用可促进恶露排出。但生藕性凉,此时不宜凉拌,最好煮炖。一周后可吃凉拌莲藕,有清热解毒、润肺的效果。

每天空腹喝杯温水

空腹喝杯温水可以起到清洁肠道的作用,还能及时补充夜里流失的水分,促进胃肠蠕动,防止发生产后便秘,并促进乳汁分泌。

吃干硬的食物

产后新妈妈胃肠功能较弱,加上运动量又小,坚硬的食物不仅会伤害牙齿,也不利于消化、吸收,容易导致消化不良。硬的食物包括某些坚硬难咬的坚果和干豆、干馒头等,也包括脆骨、筋多或肉质比较粗糙的肉类。妈妈产后都会有一过性的骨密度下降,牙齿的强度也下降了。所以此时应避免用力咀嚼,以免弄伤牙齿。待产后各种功能逐渐恢复后就可以恢复孕前的饮食了。

吃辛辣、气味较重的食物

包括辣椒、花椒、胡椒、大葱、大蒜、洋葱、韭菜等。这些食物从中医角度认为是热性的,会消耗肠道水分而使胃肠分泌减少,容易便秘;另外,这些食物气味较大,且能够进入乳汁,影响母乳的味道,有可能导致宝宝厌奶。

剖宫产妈妈：宫缩痛逐渐消失

子宫在慢慢恢复

新妈妈会感觉到子宫在慢慢缩小，已经下降到肚脐和耻骨联合之间了。如果新妈妈是母乳喂养的话，子宫缩小得会快一些。

宫缩痛慢慢消失

一般来说，到了产后第3~4天，妈妈宫缩疼痛已经慢慢减轻甚至消失。但是，仍要时常查看伤口有无渗血、红肿发炎等情况。

恶露逐渐减少

正常情况下，新妈妈从产后第4天开始，恶露为淡红色血液、黏液和较多的阴道分泌物，这时新妈妈要继续使用卫生巾，并及时更换，避免细菌滋生。如果出现恶露突然增多的情况，且为脓性、有臭味，那么可能就是出现了细菌感染，应该及时到医院就诊。如果伴有大量出血，子宫大而软，则显示子宫可能恢复不良，也需要及时咨询医生。

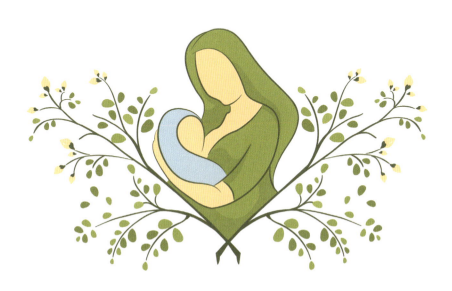

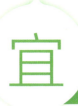

剖宫产妈妈饮食宜忌

✅ 进食优质蛋白质，促进伤口愈合

剖宫产的新妈妈饮食中增加蛋白质能帮助组织修复，促进伤口愈合，减少感染机会，比如各种瘦肉、蛋类等，但烹调上要少油少盐，一定要软烂。

✅ 多摄入富含维生素C的食物，提高免疫力

西蓝花、菠菜、猕猴桃、橙子、彩椒等富含维生素C，可以提高免疫力，还能促进伤口愈合。

✅ 哺乳妈妈吃可通乳的食物

产后第4天开始可适当加强营养，哺乳妈妈可选择有通乳下奶作用的食物，如燕麦粥、木瓜花生红枣汤等。

✅ 主食种类要丰富

粗粮和细粮都要吃，比如小米、燕麦、糙米、玉米面等，它们所含的B族维生素要比精米精面多很多，膳食纤维含量也多。

❌ 吃刺激性食物

剖宫产的新妈妈在饮食上要避免咖啡、茶、辛辣刺激性食物，这些食物会加重伤口的不适，还不利于哺乳，有些物质会通过乳汁传递给宝宝，母乳喂养的新妈妈更要远离这些食物。

❌ 过多吃甜食

过多吃甜食不仅会影响食欲，还可能使多余的热量转化为脂肪储存在体内，引起产后肥胖，还影响伤口愈合。

产后第 4 天宜吃食物

✅ 木瓜

富含胡萝卜素、维生素 C，有催奶功效，还能提高免疫力。

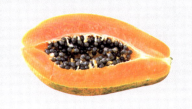

✅ 莲藕

含蛋白质、B 族维生素、维生素 C，有很好的散瘀效果，产妇食用可促进恶露排出，还有养血、除烦的功效。

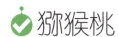

✅ 牛肉

富含优质蛋白质、铁、维生素 A 等，有调理脾胃、补益气血、强健筋骨的功效。

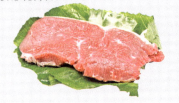

✅ 猕猴桃

富含维生素 C，可提高免疫力，有助于剖宫产妈妈刀口恢复。

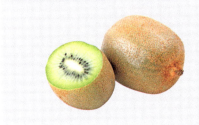

✅ 花生

富含蛋白质、不饱和脂肪酸，红衣中富含维生素 K，可滋补气血，对产后乳汁不足有益。

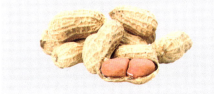

✅ 莴笋

含多种维生素和矿物质，可调节神经系统功能，有利五脏、通经脉、缓解睡眠的功能。

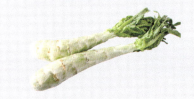

产后第 4 天营养美味食谱

木瓜鲫鱼汤

补虚、下乳

材料 木瓜 250 克，鲫鱼 1 条。
调料 盐、料酒、葱段、姜片各适量。
做法
1. 将木瓜去皮除子，洗净，切片；鲫鱼洗净。
2. 锅置火上，倒植物油烧热，放入鲫鱼煎至两面金黄色后盛出；将煎好的鲫鱼、木瓜片、葱段、料酒、姜片放在汤煲内，加清水大火煲 40 分钟，放盐调味即可。

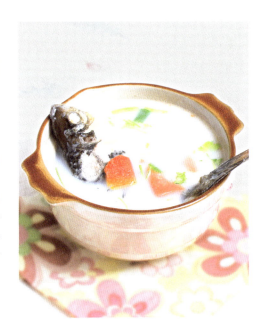

莲藕排骨汤

排恶露、补钙

材料 猪排骨 100 克，莲藕 150 克。
调料 盐 2 克，葱段、姜片、料酒各 5 克，葱花少许。

做法
1. 猪排骨洗净，切段；莲藕去皮，洗净，切块。
2. 锅内加水煮沸，放葱段、料酒、排骨段及一半姜片，焯去血水，捞出。
3. 锅置火上，倒入适量清水，放入排骨段、藕块及剩余姜片煮沸，转小火煲约 1.5 小时，加盐调味，撒葱花即可。

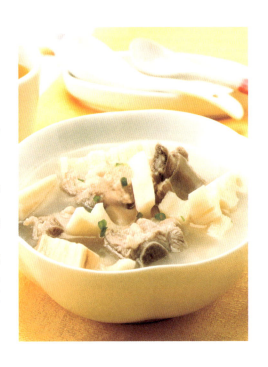

花生红枣蛋花粥

补血、补充体力

材料 糯米50克，大米30克，花生米25克，红枣4枚，鸡蛋1个。
调料 蜂蜜10克。
做法
1. 花生米、糯米分别洗净，用水浸泡4小时；红枣洗净，去核；大米洗净，浸泡30分钟；鸡蛋磕入碗中，搅匀。
2. 锅置火上，倒入适量清水烧开，放入花生米、糯米、大米，大火煮沸后转小火熬煮20分钟，放入红枣继续熬煮15分钟，将蛋液顺时针浇入粥中，熄火晾至温凉后调入蜂蜜即可。

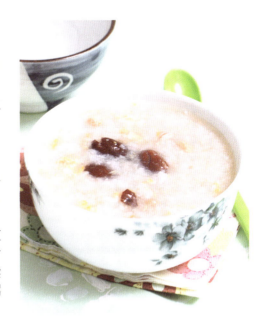

山药木耳炒莴笋

促进排便、通乳

材料 莴笋200克，山药、水发木耳各50克。
调料 醋、葱丝各3克，盐2克。
做法
1. 莴笋去皮，切片；木耳洗净，撕小朵；山药去皮洗净，切片。
2. 山药片和木耳分别焯烫，捞出。
3. 锅内倒油烧热，爆香葱丝，倒入莴笋片、木耳、山药片炒熟，放盐、醋调味即可。

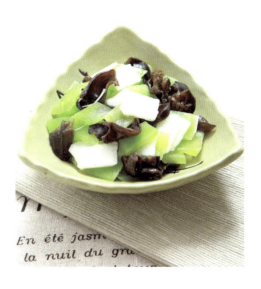

产后第 5 天

顺产妈妈：可以洗头了

大多数妈妈能洗头了，但要避免着凉

产后妈妈新陈代谢旺盛，汗液分泌多，容易导致头皮和头发变脏，所以新妈妈应该及时洗头，保持个人卫生。洗头可以促进头皮的血液循环，增加头发生长所需的营养，避免脱发、发丝分叉。今天大多数妈妈能洗头了，但洗头的方法还是很重要的，需要注意以下事项：

1. 洗头的水温最好控制在37℃左右。
2. 产后头发较油腻，也容易脱发，所以洗发用品最好选择温和的，不要太刺激的。
3. 洗头时要注意清洗头皮，且用指腹按摩头皮，有利于促进头皮的血液循环。
4. 洗后要及时把头发擦干、吹干，并用干毛巾包一会儿，避免着凉。

奶水开始增多，注意进行乳房保养

宝宝的吸吮能力不断增强，奶水的分泌也开始增多。妈妈可以每天进行乳房保养。

1. 喂乳前柔和地按摩乳房，有利于刺激泌乳反射。
2. 注意乳房卫生。经常用温水擦洗，不要用肥皂、酒精等擦洗，以免引起局部皮肤皲裂。
3. 用正确的姿势喂奶。让宝宝含着乳头和大部分乳晕。每次哺乳，最好能两侧乳房交替进行。
4. 喂乳结束后不要强行用力拉出乳头，以免引起乳头损伤。可按压宝宝下颌待宝宝嘴巴松开后再取出乳头。
5. 学会正确的挤奶方法，避免乳房疼痛和损伤。
6. 哺乳期要戴合适的哺乳胸罩来改善乳房的血液循环，避免乳房下垂。

顺产妈妈饮食宜忌

 可以进食软食或普通饭食

新妈妈今天可根据自身的消化情况,继续吃非常软烂的食物,也可以尝试正常饭菜了,但是要逐渐过渡,尤其不要过食肉类。

 吃富含维生素 C 的食物

维生素 C 能增强人体免疫力,宝宝也能通过母乳获得免疫力。但维生素 C 是水溶性维生素,极易随汗液、尿液排出体外,如果新妈妈饮食中的维生素 C 含量少,宝宝得到的就很少,要注意补充,新鲜的蔬菜、水果中都含有丰富的维生素 C。

 多吃些助眠的食物

到了今天,新妈妈开始有精力照顾宝宝了。因而妈妈对宝宝的事情都想亲力亲为,结果精神紧张,夜里睡觉也想着及时给宝宝喂奶,容易失眠。这时家人可以给妈妈准备一些能够调节神经功能、改善睡眠的食物,比如小米、莲子、桂圆、百合、牛奶、酸奶等。

 过多食用营养保健品

新妈妈经过分娩,伤了元气,经过几天的调整,身体还没有完全恢复,若此时用营养保健品来给妈妈补身体是非常错误的。因为保健品一般滋补性较强,新妈妈身体虚弱,容易虚不受补,吃多了不利于身体恢复。所以,月子里妈妈最好以天然食物为主,尽量少食用各种营养保健品。

 不按时吃早餐

月子里妈妈按时吃早餐是非常重要的。因为经过一夜的睡眠,体内的营养已经消失殆尽,血糖浓度偏低,如果不能及时补充碳水化合物,就会出现头昏慌、四肢无力、精神不振等症状。且哺乳妈妈需要更多的热量来哺喂宝宝,所以,这时的早餐应该比平时更丰富。

剖宫产妈妈：多动动多走走

多下床走动走动，有利于身体恢复
剖宫产妈妈的伤口虽然还没有完全愈合，但不要整天躺在床上，可以在身体条件允许的情况，多下床走动走动，这样有利于身体恢复。

注意保暖，控制体重，减轻腰椎负担
经过几天的恢复，妈妈身体还是很虚弱，容易受凉，加上孕期腰部受力较重，更容易受风寒侵袭，所以，月子期间要注意腰部保暖。此外，妈妈要注意均衡饮食，避免暴饮暴食，控制好产后体重，减轻腰椎负担。

可以做提肛运动
产后阴道松弛是困扰很多新妈妈的问题，有的妈妈甚至还会出现产后尿失禁，严重影响日常生活。新妈妈可以有意识地经常做缩肛运动，慢慢恢复盆底肌肉的收缩力，以慢慢缓解阴道松弛现象。

每天用热水洗脚
月子里新妈妈每天用热水洗脚，既可以消除一天的疲惫，还有加速体力恢复、促进血液循环、解除肌肉和神经疲劳的作用，所以对新妈妈大有益处。洗脚若配以脚趾和脚心按摩，效果会更好。剖宫产的新妈妈弯腰不方便时，最好请家人帮忙。

每天授乳8次以上，利于下奶
有些新妈妈的乳汁分泌不是很多，但也要坚持每天授乳8次以上，而且每次宝宝吸吮两侧乳房的时间不应少于30分钟，这样有利于下奶，还能预防乳腺炎，加快子宫收缩。

剖宫产妈妈饮食宜忌

 适当喝鱼汤、蔬菜汤

一般来说,剖宫产妈妈的泌乳时间比顺产妈妈晚一些,开始泌乳量也会少一些,这是正常现象。剖宫产妈妈不要过于紧张和担心,应该放松心情,否则会引起抑乳激素上升,阻碍乳汁的分泌。剖宫产妈妈可以多喝些汤,如鱼汤、蔬菜汤等,有利于刺激乳汁分泌。

 食物温度"不烫不凉"

新妈妈产后不宜吃生冷食物,食物温度应该以不烫不凉为宜。吃得太凉会刺激胃,引起胃黏膜收缩,影响胃的功能;如果饮食过热,不仅会伤害牙齿,对消化道和胃黏膜也是一种损伤,会使胃黏膜保护作用降低,使胃黏膜血管扩张,严重的还会导致胃黏膜出血。

 餐前喝太多汤

新妈妈在餐前喝太多汤会影响食量,影响营养的摄入,所以最好在餐前少喝点汤,吃完正餐再喝点汤。

 烹调加入很多味精、鸡精

味精、鸡精的主要成分是谷氨酸钠,食用后会与血液中锌结合并从尿中排出,味精食入过多会消耗体内大量的锌,导致体内缺锌。尤其是哺乳妈妈如果食用味精、鸡精过多,会导致宝宝体内也缺锌,进而容易造成宝宝智力减退、生长迟缓等不良后果。

 吃溏心蛋

新妈妈吃鸡蛋最好以白水煮蛋、面条卧蛋、蒸蛋羹、炒鸡蛋为主,可以补充蛋白质、铁、卵磷脂等,但是鸡蛋一定要彻底熟透,不要食用溏心蛋、单面煎蛋,否则不仅不利于消化吸收,还容易感染细菌。

宜 产后第 5 天宜吃食物

✓ 山楂

富含维生素C、果酸,还含有膳食纤维以及矿物质,能促进消化、活血化瘀,有助于子宫恢复。

✓ 莲子

含有的莲心碱、芦丁等成分,能使人快速入睡,有养心安神、改善失眠的作用。

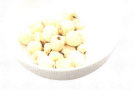

✓ 豆腐

富含蛋白质、钙质,有助于提高子宫收缩力,促进恶露排出,还能提供大量钙质。

✓ 番茄

含维生素C、番茄红素、胡萝卜素,有健胃消食、增进食欲的作用,还能使皮肤白皙。

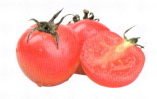

✓ 排骨

富含优质蛋白质、钙、铁、B族维生素,可补肾养血、增强体质,对体质虚弱的新妈妈极为有益。

✓ 油菜

富含维生素C、膳食纤维以及铁、钾等矿物,可活血化瘀,能有效促进恶露排出,还能增强免疫力。

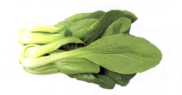

产后第 5 天营养美味食谱

山楂红糖水

促进子宫恢复

材料 山楂 120 克（约 8 个）。
调料 红糖适量。
做法
1. 山楂洗净去核。
2. 将山楂、红糖和适量清水放碗中，隔水蒸 30 分钟即可。

功效
山楂能活血化瘀，是中医常用的活血通脉药物。红糖可化瘀生津、散寒活血、暖胃健脾、缓解疼痛。二者搭配同食，活血化瘀的功效更佳，适合产后恶露不尽的新妈妈食用。

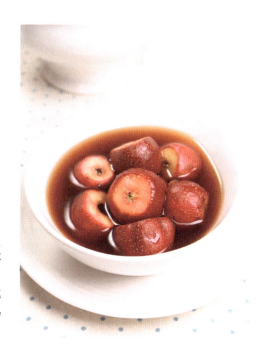

三丁豆腐羹

补充蛋白质、钙质

材料 豆腐 200 克，鸡胸肉、番茄、鲜豌豆各 50 克。
调料 盐 2 克，香油、水淀粉各少许。
做法
1. 豆腐洗净切丁，沸水中焯 1 分钟；鸡胸肉洗净切丁；番茄洗净，去皮切丁；鲜豌豆洗净。
2. 豆腐丁、鸡肉丁、番茄丁、豌豆放入锅中，加水大火煮沸后，转小火煮 10 分钟，加盐调味，用水淀粉勾芡，淋上香油即可。

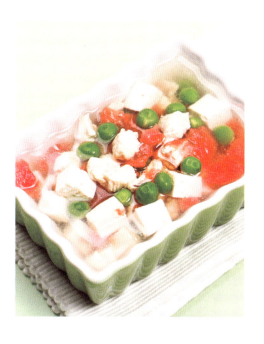

桂圆莲子粥

安神助眠

材料 大米60克,桂圆肉30克,鲜莲子100克。
调料 冰糖适量。
做法
1. 大米淘洗干净;将桂圆肉撕成两半,洗净,沥干水分;莲子洗净。
2. 锅内倒入适量水,加入大米,加冰糖烧开,放入桂圆肉和莲子,小火煮1小时后盛出即可。

功效
桂圆有补心益脑、养血安神的作用;莲子能调节神经系统功能,养心安神。这款粥有助于新妈妈缓解紧张情绪,改善失眠。

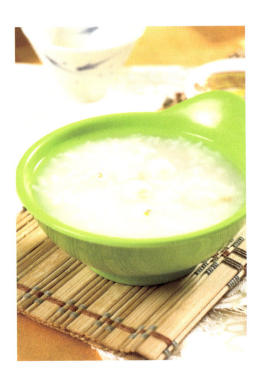

清蒸冬瓜排骨

养血、利水、增强体质

材料 猪排骨500克,冬瓜300克。
调料 盐2克,姜丝、葱段各5克,料酒10克,鲜汤20克。
做法
1. 猪排骨洗净,剁成段,放入沸水中焯透,用清水冲去血沫;冬瓜去皮除子,洗净,切成0.5厘米厚的片。
2. 锅内倒入鲜汤,加盐、料酒烧沸,撇去浮沫,倒入装有猪排骨的碗中,放入葱段、姜丝,放入蒸锅中蒸至猪排骨熟透。
3. 将冬瓜片放入猪排骨的碗中,放入蒸锅续蒸5分钟,撇去浮沫即可。

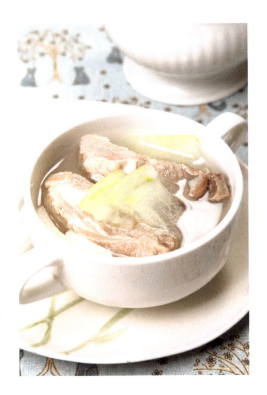

产后第 6 天

顺产妈妈：预防便秘

如果还没有奶水，可自行开奶或请催乳师

新妈妈要及时关注乳汁分泌情况。如果此时新妈妈还不分泌乳汁，就应该找专业催乳师帮助自己了，因为新妈妈顺畅地分泌乳汁，不仅能为宝宝提供充足的"粮食"，还能预防乳腺炎的发生。

环形按摩
双手分别放在乳房的上方和下方，环形按摩整个乳房。

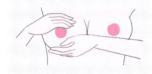

指压式按摩
双手张开放在乳房两侧，由乳房外侧向乳头慢慢挤压。

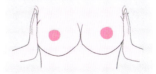

螺旋形按摩
一只手托住乳房，另一只手食指和中指以螺旋形向乳头方向按摩。

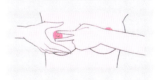

宝宝睡觉时，家人不需要蹑手蹑脚

当宝宝睡觉时，有些妈妈会要求家人走路蹑手蹑脚，不能发出任何声响，怕打扰宝宝睡觉。实际上，宝宝在睡觉时，只要适当放小音量就行，保持一定的生活声音是可以的。因为如果宝宝养成必须在安静的环境下才能睡觉的习惯，会让其睡觉不踏实，有点轻微响动就会惊醒，不利于提高宝宝的睡眠质量。

经常给宝宝变换睡姿，避免睡偏头

新生儿睡姿可以有仰卧、侧卧和俯卧几种姿势，没有固定模式，只要宝宝睡得舒服就可以了。新生儿睡姿最好是多种睡姿交替进行，左侧卧、右侧卧、仰卧、俯卧轮流进行，经常给宝宝变换一下，可以避免宝宝睡偏头。需要注意，俯卧时要注意保持宝宝口、鼻的呼吸顺畅，防止出现被子、衣物堵住宝宝口鼻。

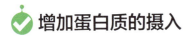

顺产妈妈饮食宜忌

✓ 多吃熟烂的蔬菜和煮水果

产后，新妈妈们应该尽早进食一些煮烂的青菜叶、煮软的薯类，以及煮水果或蒸水果，这些食物能提供维生素和矿物质，最主要的是可以供应膳食纤维。膳食纤维能促进肠道运动，对于预防和改善产后便秘非常必要。

✓ 增加蛋白质的摄入

哺乳妈妈的蛋白质需求量比孕前要增加25克，鱼、禽肉、蛋、奶及奶制品、大豆及豆制品都是蛋白质的好来源。可每天选择3种以上食材获取。

✓ 补充足够的水分，每天一杯牛奶

乳汁的大部分成分是水，多喝水不仅可以补充体液的消耗，还能保证乳汁的分泌。牛奶也是补水的一个途径，还能补钙、提升乳汁质量，哺乳期每天要保证至少300克牛奶。

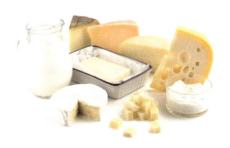

✗ 只吃细粮，不吃粗粮

产后第6天，顺产新妈妈的身体逐渐恢复，饮食可以增加一些粗粮，比如小米、玉米、糙米等，可以补血补虚，还能提供膳食纤维，适当食用可预防产后便秘，促进产后肠道蠕动。月子期食用粗粮以煮粥为宜。

✗ 过食肉类

新妈妈不能过食肉类，否则不仅会导致热量摄入过多，引起肥胖甚至血脂升高，过量的蛋白质不易被消化吸收，还会增加肝肾的代谢负担。因此，新妈妈摄入肉类的时候要注意适量，并且要荤素搭配，营养均衡，既有利于产后复身材，还能提高乳汁质量。

剖宫产妈妈：避免伤口撕裂，多照顾宝宝

排便不要太用力，避免伤口撕裂

术后妈妈很容易出现排便困难的情况，再加上上火，排便就更吃力，这时千万不要太用力，否则会导致伤口撕裂。妈妈可以用些开塞露、香油等来润滑肛门，促进粪便排出。

不要长时间用眼

分娩使妈妈的身体结构发生巨变，且消耗很多体力，长时间看电视、看手机容易使妈妈出现视疲劳，易发生屈光不正等眼病，进而出现头痛、胸闷等症状。月子期间，妈妈保持良好、轻松的心态才是至关重要的。妈妈可以适当看看电视、看手机缓解抑郁情绪，但要注意适可而止，尽量保证每天不超过1小时。

吃完奶拍拍嗝，能防止宝宝溢奶

宝宝溢奶是很多新妈妈遇到的头疼事儿，因为宝宝喝完奶后，由于胃里下部是奶，上部是空气，所以就会造成胃部压力，出现溢奶现象。每次喂完宝宝，可以给宝宝拍拍嗝，让宝宝把吸入的空气吐出来，就不容易溢奶了。

宝宝睡觉的时候总爱一乍一乍的

新生儿常会在睡着后有局部肌肉抽动的现象，尤其当受到刺激时，如声音或强光等，表现为双手向上张开又迅速收回，有时还伴有啼哭的"惊跳"反应，这些都是新生儿神经系统不成熟导致的。所以不用过于担心，只要用手按一下宝宝的身体，就可以使他安静下来。

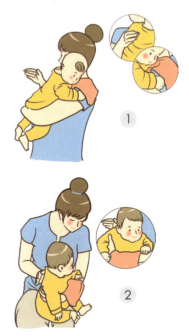

常用的两种拍嗝方式是俯肩拍嗝和搭臂拍嗝。不管何种姿势，拍嗝时，新妈妈应将拍嗝的手鼓起呈接水状，在宝宝后背由下至上轻轻拍打。

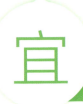

剖宫产妈妈饮食宜忌

 多吃能提升体力的食物

产后新妈妈总感觉浑身没劲、四肢乏力，懒洋洋地提不起精神，加上经常需要夜间哺乳，这就需要多摄入一些富含钙、B族维生素、碳水化合物的食物，如芝麻、芝麻酱、燕麦、小米、西蓝花、菠菜等。

 多吃富含维生素和矿物质的食物

剖宫产妈妈可以多吃一些水果、鸡蛋、瘦肉等富含维生素和矿物质的食物，以促进血液循环、改善皮肤代谢功能，促进疤痕的修复。

 吃得过咸

过咸的食物含有太多的盐分，盐中的钠可引起水潴留，严重时可造成水肿。而且哺乳期的妈妈摄入太多的盐，在一定程度上会影响母乳中盐的含量，对宝宝造成不利影响。由于哺乳的妈妈要喝较多的汤，所以很容易摄入过量的盐。建议妈妈们在炖汤时一定要少放盐，也可以用部分低钠盐来代替普通盐。对于哺乳的妈妈来说可以适当摄入低钠盐来代替部分普通食盐，这样就降低了盐中钠的含量。

通过不吃主食来控制体重

肥胖是由于摄入过多热量而运动不足导致的，热量超标并不只是由于主食摄入过多。如果仅仅控制主食却随意吃肉和油脂含量高的食物，则同样不能控制体重。所以想控制体重的哺乳期妈妈，应在均衡饮食的基础上来控制总热量的摄入。

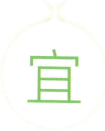

产后第6天宜吃食物

✓ 牛肉

富含蛋白质，可促进伤口愈合，减少感染的概率，还有助于提升体力。

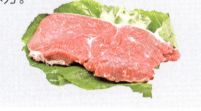

✓ 丝瓜

可促进乳汁分泌，还富含植物黏液，预防产后便秘。

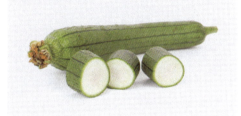

✓ 海米

富含钙、磷等多种矿物质成分，是人体获得钙质的良好来源，有助于提高乳汁质量。

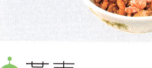

✓ 菜花

富含维生素C、β-胡萝卜素，有助于修复受损组织，增强新陈代谢。

✓ 燕麦

富含β葡聚糖，能吸水膨胀、软化粪便，润肠通便，预防产后排便困难。

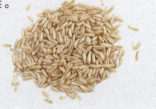

✓ 芝麻酱

高钙食品，1大勺芝麻酱（大概25克）含钙近300毫克，还含有钾、镁、铁、锌等矿物质，可强健骨骼。

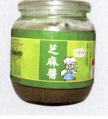

产后第6天营养美味食谱

滑蛋牛肉粥

促进身体恢复

材料 牛里脊肉50克,大米60克,鸡蛋1个。

调料 姜末、葱花、香菜末各5克,盐2克。

做法

1. 牛里脊肉洗净,切片,加盐腌30分钟;大米淘净。
2. 锅置火上,加适量清水煮开,放入大米煮至将熟,将牛肉片下锅中煮至变色,将鸡蛋打入锅中搅散,粥熟后加盐、葱花、姜末、香菜末即可。

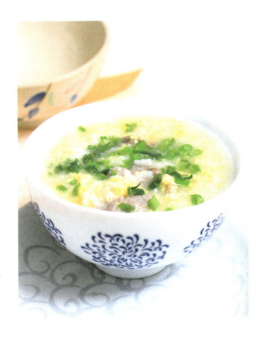

丝瓜蛋花汤

促进泌乳和排便

材料 丝瓜200克,鸡蛋1个。
调料 盐、料酒各3克,香油少许。

做法

1. 将丝瓜刮去外皮,切成6厘米长的段,再改切成小条;鸡蛋磕入碗内,用筷子搅打均匀。
2. 锅置火上,倒油烧至六成热,倒入丝瓜条煸炒至变色,加适量水烧沸,淋入鸡蛋液,加料酒,待开后放香油、盐即可。

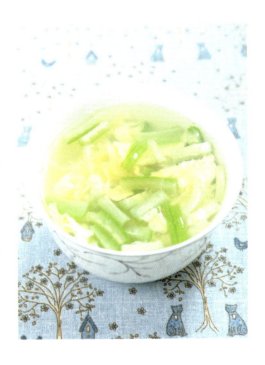

麻酱鸡丝

补钙、提高免疫力

材料 鸡腿300克,胡萝卜、黄瓜各30克。
调料 芝麻酱20克,醋10克,生抽、香油、蒜末、白糖、盐各适量。
做法
1. 鸡腿洗净;胡萝卜洗净,切丝;黄瓜洗净,切丝;芝麻酱用少许凉白开调开。
2. 将鸡腿煮20分钟后捞出,洗净,撕成丝;将鸡丝、黄瓜丝、焯烫后的胡萝卜丝放容器内,加醋、生抽、香油、蒜末、白糖、盐、芝麻酱拌匀。

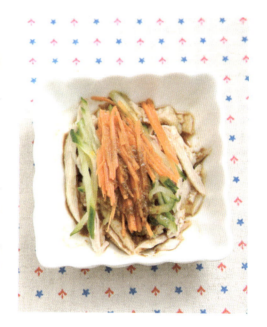

银耳木瓜排骨汤

增强代谢功能

材料 猪排骨250克,干银耳5克,木瓜100克。
调料 盐2克,葱段、姜片各适量。
做法
1. 银耳泡发,洗净,撕成小朵;木瓜去皮、子,切成小块;排骨洗净,切段,焯水备用。
2. 汤锅加清水,放入排骨段、葱段、姜片同煮,大火烧开后放入银耳,小火慢炖约1小时。
3. 把木瓜块放入汤中,再炖15分钟,调入盐搅匀即可。

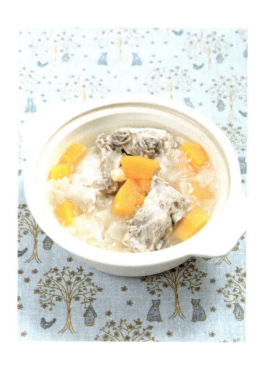

产后第 7 天

顺产妈妈：避免月子病

不要长时间抱孩子

产后近一周了，新妈妈的身体有了初步恢复，对新生儿到来后的生活也有所适应，但仍要注意避免劳累，不要长时间抱孩子，避免久坐，也不要长时间用眼，仍要多注意休息，避免月子病。

侧切妈妈会阴缝合部位愈合

此时，侧切妈妈的会阴缝合部位基本愈合，大概 2 周会完全愈合。愈合慢的，需要 1 个月左右才能完全恢复。愈合前切忌用力，如提重物、下蹲等应避免，也应避免性生活。

乳头要保持清洁

最好准备一条毛巾专门用来清洗乳房。每次喂宝宝前，用温水沾湿毛巾，轻轻擦拭乳房，特别是乳晕和乳头部位，动作要轻柔，不要太用力，以免擦破乳头皮肤。喂完奶后，还要坚持用奶水涂抹乳头，并且要勤换内衣。

宝宝的衣服要分开清洗

为了避免交叉感染，清洗宝宝衣物需要注意以下几点：

1. 要用专门的盆单独手洗。
2. 洗涤时要用婴儿皂清洗宝宝的贴身内衣。
3. 漂洗时，要用清水反复过水 2~3 次，直到水清为止。
4. 最好在太阳下曝晒消毒，如遇到阴天，可以用熨斗熨一下，这样也可以达到消毒和杀菌的目的。

顺产妈妈饮食宜忌

 吃点增进食欲的食物

新妈妈宜食用一些促进消化、增进食欲的食物，如山药、山楂糕（片）、红枣、番茄、苹果等。番茄含有丰富的有机酸如苹果酸、柠檬酸等，可保护维生素C，增加维生素C的利用率。苹果既能止泻又能通便，苹果中所含的膳食纤维可刺激肠蠕动，加速排便。

 进食时要细嚼慢咽

新妈妈在产后脾胃虚弱，进食过快会加重肠胃负担，每次进食时都应该充分咀嚼，这样唾液的分泌会随之增加，既能保护胃黏膜，也能让肠胃充分消化食物。

 喝汤的时候别忘了吃肉

鸡汤、鱼汤、排骨汤含有易于人体吸收的蛋白质、维生素、矿物质，而且味道鲜美，可刺激胃液分泌，提高食欲、促进泌乳，还能补虚补血。可许多人认为营养都在汤里，可以只喝汤不吃肉，其实肉比汤的营养要丰富得多，新妈妈在喝汤的时候也一定要吃肉。

 空腹喝牛奶

哺乳的妈妈应每天饮用牛奶，牛奶可以提供泌乳所需的水分、蛋白质和钙，所以是非常适合哺乳期的食物之一。但有妈妈喝牛奶会不舒服，甚至腹泻。主要原因可能是乳糖不耐受，喝较多牛奶时就会不适。注意别空腹喝牛奶，在喝牛奶之前最好先吃些富含碳水化合物的食物，如馒头、面包、粥等；另外，牛奶别一次性大量喝，可以少量多次地喝，全天牛奶的总摄入量达到300~500克就可以了。这样可以使牛奶对胃肠道的不利影响大大减少。

剖宫产妈妈：逐渐恢复正常饮食

伤口痂不要过早揭掉

过早揭掉痂会将修复阶段的表皮细胞带走，还可能撕脱真皮组织，刺激伤口而出现瘙痒的情况。

做做刀口理疗

术后新妈妈可以每天酌情用热水袋热敷刀口处2次，长期坚持，利于血液循环，还能预防妇科病。此外，新妈妈也可以每天用理疗仪理疗1~2次，也能促进伤口的快速愈合。

剖宫产妈妈不需要担心拆线问题

现在剖宫产多是选择可吸收的线缝合，所以是不需要拆线的。但由于伤口愈合产生新的结缔组织，会出现伤口瘙痒的情况，这时千万不要搔抓、不要用衣服摩擦、不要用热水烫洗伤口，以免加重瘙痒感或导致伤口感染，以致延缓伤口愈合。新妈妈可以用看书、听音乐等方式转移自己的注意力来缓解伤口的瘙痒感。

保持腹部伤口清洁

剖宫产妈妈在术后1周内，要避免弄湿腹部的伤口，所以这个时候妈妈不宜进行淋浴或盆浴，可以采用擦浴。在剖宫产1周后就可以淋浴了，但一定要禁止盆浴。

Tips

新生儿在出生后1周左右，会出现生理性体重下降，主要是因为宝宝出生后排出小便和胎便，出生的最初几天里宝宝睡得多吃得少，因此不必过于担心。

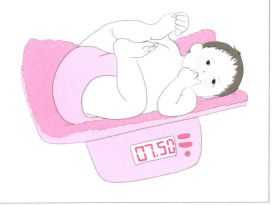

剖宫产妈妈饮食宜忌

 ### 进补应循序渐进

生完宝宝之后如果不能保证摄取充足的营养,一定会影响产后妈妈和宝宝的身体健康。但产后不可立即盲目进补,新妈妈在产后第1~2周应以清淡、易消化的食物为主,第3~4周则可食用一些补气的药材和食物以促进体力恢复。

 ### 饮食逐渐恢复正常

产后近一周,剖宫产妈妈的伤口也恢复得差不多了,胃口也好起来了,可以恢复正常饮食。可以吃些鲤鱼、鲫鱼、薏米、白萝卜、南瓜等食物,但是仍以清淡为主,要少油少盐,尤其是哺乳妈妈。

 ### 每天吃些应季新鲜水果

新妈妈的伤口基本愈合,恶露也逐渐排出,并且经过近一周的精心调理,身体应该轻松多了。此时每天可吃200克左右的水果,比如苹果、木瓜、葡萄、樱桃等,最好选择当季的新鲜水果。

 ### 扩大食材选择范围,促进脏器恢复

在每天控制总热量的前提下,要均衡摄取营养,扩大食材选择的范围,增加食物的种类,以获取多种多样的营养,促进内脏器官的恢复。

 ### 大量喝油腻的汤

油腻的汤不仅会引起产后肥胖,过多的脂肪还会通过乳汁影响宝宝,导致宝宝出现脂肪消化不良性腹泻,因此喝汤的时候要少放油,并且要撇去浮层的油脂,以减少脂肪摄入。

宜 产后第 7 天宜吃食物

✅ 山药

所含的黏液蛋白有保护消化道黏膜、促进消化的作用，对食欲缺乏的新妈妈极为有益。

✅ 番茄

含有丰富的胡萝卜素、番茄红素、有机酸、芦丁，可健胃消食、清热解毒，还能美容养颜。

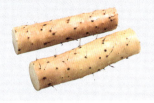
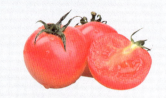

✅ 南瓜

含胡萝卜素、B族维生素、维生素C等，可补中益气、润肤美容，其含有的甘露醇能排毒瘦身，有利于新妈妈身材恢复。

✅ 蛤蜊

富含蛋白质、铁、钙以及多种维生素，具有滋阴润燥、利水消肿的功效，还能改善失眠。

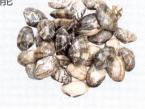

✅ 鲫鱼

含优质蛋白质、不饱和脂肪酸以及钙、磷等矿物质，易消化吸收，可补充营养、通络下乳、增强体力。

✅ 樱桃

富含维生素C、铁等，能健脾和胃，还能促进血红蛋白再生，养颜美容。

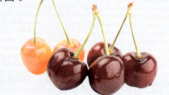

产后第 7 天营养美味食谱

家常山药

健脾益胃

材料 山药 250 克,水发木耳 50 克,胡萝卜 100 克。

调料 醋 10 克,盐 2 克,葱花、姜丝、香菜段、香油各适量。

做法

1. 山药洗净,去皮,切菱形片;胡萝卜洗净,切片;木耳撕成小朵。
2. 锅内加油烧热,煸香葱花、姜丝,放入胡萝卜片、木耳翻炒片刻,下山药片,加盐、醋炒匀,撒入香菜段,淋上香油即可。

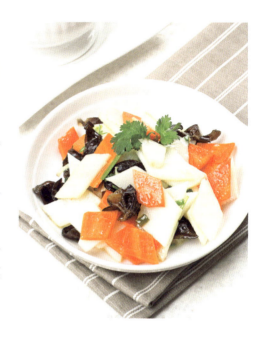

番茄炒鸡蛋

滋阴补血

材料 番茄 250 克,鸡蛋 2 个。

调料 葱段 5 克,白糖 6 克,盐 3 克。

做法

1. 鸡蛋打散;番茄洗净,用沸水焯烫一下,去皮,切块。
2. 锅置火上,放油烧热,下蛋液炒至表面焦黄,盛出备用。
3. 锅中再次放油烧热,爆香葱段,放入番茄块翻炒,待番茄出沙,放白糖、盐和炒好的鸡蛋,翻炒均匀即可。

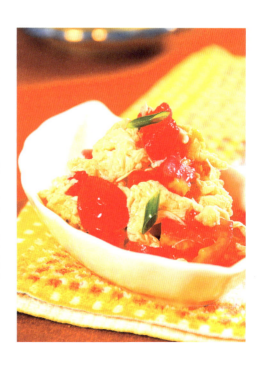

红枣蒸南瓜

补血、排毒

材料 南瓜 200 克，红枣 4 枚。
调料 白糖 5 克。
做法
1. 南瓜削去硬皮、去瓤，切成厚薄均匀的片；红枣泡发洗净。
2. 南瓜片装入盘中，加入白糖拌均匀，摆上红枣。
3. 蒸锅上火，放入南瓜片和红枣，蒸约 30 分钟，至南瓜熟烂即可。

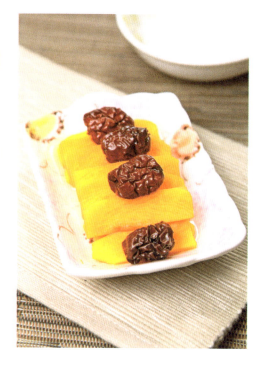

海鲜巧达浓汤

滋阴健胃、催乳

材料 鲜虾、蛤蜊各 6 个，墨鱼 50 克，培根 2 片，洋葱、土豆、胡萝卜各 30 克，鲜奶油 20 克。
调料 香叶、蒜泥各 5 克，盐 1 克。
做法
1. 鲜虾处理干净；蛤蜊入淡盐水中吐净泥沙，洗净；墨鱼洗净，切块；培根切丁；洋葱、胡萝卜洗净，去皮，切丁。
2. 锅置火上，放入鲜奶油烧化，炒香洋葱丁、蒜泥、香叶，倒入培根丁和土豆丁、胡萝卜丁翻炒至培根变色，倒入水煮至汤汁略稠，放入鲜虾、蛤蜊、墨鱼块煮 5~6 分钟，加盐调味即可。

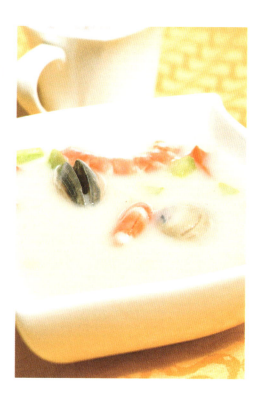

产后第 2~3 周

哺乳妈妈：增加乳量、提高乳汁质量

注意饮食，也要合理控制体重

进入产后第 2 周，新妈妈的身体有一定程度的恢复，这个时候可以进行轻微的活动，注意饮食营养，保证乳汁的充分分泌，但是也要合理控制体重。产后新妈妈更应该建立体重管理的概念，适量补充营养就好，不要暴饮暴食，也不宜过多补充特殊补品。合理控制体重不仅对身体恢复有利，还能避免一些慢性疾病的困扰。

遵循顺应喂养的原则

母乳喂养的过程应该遵循婴儿的生长发育和胃肠道逐步成熟的过程。所以喂养的模式应从按需喂养模式到规律喂养模式递进。出生 3 个月内的宝宝，一般采用按需哺乳，不必强求喂奶的次数和时间。随着宝宝逐渐长大，胃容量慢慢增加，每次吃奶的量就会增加，哺乳间隔时间相应延长，同时也会建立自己的规律。

母乳不足时采用混合喂养

混合喂养是在确定母乳不足的情况下，用其他乳类或代乳品来补充喂养营养。虽然这种喂养方式效果不如母乳喂养，但能让新生儿尽可能多地补充所需营养，即使乳汁总量不足，也能保证摄入足够的奶量，不会影响新生儿正常发育。

混合喂养也要促进母乳分泌

首先推荐尽量采用"补授法"：先喂母乳然后再补充其他乳品，特别是夜里更要坚持先喂母乳。保证让宝宝每天吸吮乳房 8 次以上，每次尽量吸空乳房。此外，妈妈要尽可能多地与宝宝在一起，经常搂抱宝宝。当母亲乳汁分泌增加时，要及时减少配方奶的喂养量和次数。

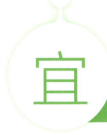

哺乳妈妈饮食宜忌

 增加碘的摄入,提高奶水质量

乳汁中缺碘会影响宝宝的智力发育,除了饮食使用加碘盐以外,哺乳期女性还要增加海带、紫菜、扇贝、虾等含碘食物的摄入,每周进食1~2次,碘每天摄入总量达到240微克,其中每天食用的碘盐约可提供120微克的量,额外再增加100克鲜海带即可满足。

 增加钙的摄入量,避免宝宝缺钙

哺乳期钙的摄入每天要达到1000毫克,每天喝300~500克牛奶,同时摄取深绿色蔬菜、豆制品、小银鱼等含钙丰富的食物可满足钙的需求。

 多吃豆制品

豆制品含有丰富的蛋白质。豆制品所含人体必需氨基酸与动物蛋白相似,同样也含有钙、磷、铁、维生素 B_1、维生素 B_2 和膳食纤维,是催乳佳品。

 长时间喝红糖水

传统观念认为红糖有补血、活血化瘀、促进产后恶露排出等作用。红糖比白糖更多地保留了一些天然营养物质,所以产后的妈妈可以适当喝些红糖水,一般喝7~10天就可以了,不建议一直饮用红糖水,以免造成慢性失血。

 用营养补充剂来代替食物

有些妈妈过分依赖营养补充剂来代替正常的饭菜,这是不科学的。妈妈应该遵循"药补不如食补"的原则,自然饭菜才是最科学的,注意食物种类要多样化,这样才能保证均衡的营养,有利于乳汁的分泌和身体的恢复。

哺乳妈妈宜吃食物

✅ 花生

富含蛋白质、不饱和脂肪酸，有补血、催乳的作用，还能健脾和胃，适合乳汁缺乏的哺乳妈妈食用。

✅ 紫菜

含碘量很高，且含有钙、铁及一定量的甘露醇，有助于提高乳汁质量。

✅ 豆腐皮

蛋白质、钙质含量丰富，可滋阴清热，还能避免新妈妈和宝宝缺钙。

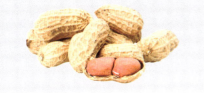

✅ 奶酪

富含钙质、磷、维生素D、蛋白质等成分，且容易被人体吸收，有助于提高乳汁质量，促进宝宝骨骼发育。

✅ 猪脚

富含胶原蛋白、多种维生素以及钙、磷铁等矿物成分，有补血通乳的功效，对乳汁分泌不足的妈妈有益。

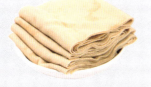

✅ 鲤鱼

富含优质蛋白质、磷，容易消化吸收，有催乳补血、健胃、消肿的功效。

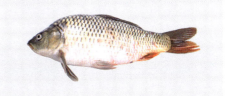

哺乳妈妈营养美味食谱

通草猪脚汤

补血、催乳

材料 净猪脚 500 克,通草 5 克,枸杞子 3 克。

调料 盐、料酒、葱段、姜片各适量。

做法

1. 猪脚洗净,剁成小块,入沸水中焯烫去血沫,捞出备用;通草洗净。
2. 汤锅内加适量清水,放入猪脚、料酒、葱段、姜片大火煮开,慢火炖 1 小时,放入通草再炖 1 小时,加枸杞子煮 10 分钟,调入盐即可。

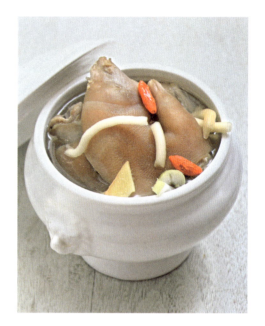

花生红枣香菇鸡汤

通乳、调理五脏亏虚

材料 净鸡 1 只,水发香菇 30 克,花生米 25 克,红枣 6 枚。

调料 葱段、姜片各 5 克,盐 2 克,老抽、白糖各 3 克,淀粉、料酒各 6 克,香油 1 克。

做法

1. 花生米洗净;香菇加白糖、料酒、香油、淀粉拌匀;净鸡用老抽、盐腌渍 10 分钟。
2. 锅倒油烧热,爆香葱段、姜片,放入净鸡、花生米、香菇、红枣,加料酒、适量清水,慢火炖 1 小时,加盐调味即可。

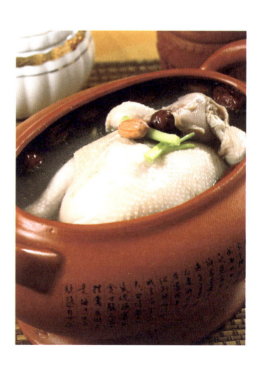

非哺乳妈妈：回奶、人工喂养

什么情况需要人工喂养

1 新妈妈处于细菌或病毒急性感染期或传染病感染期。

2 新妈妈患严重心脏病或严重肾脏疾病或需长期用药。

3 新妈妈接触过有毒化学物质。

此外，宝宝患有一些先天性代谢遗传病，如半乳糖血症、苯丙酮尿症等疾病，以及严重的母乳性高胆红素血症等情况下，也不适合母乳喂养，应选择适合婴儿的母乳替代品。

回奶的方法

盲目不科学的回奶方法容易导致乳房胀痛，还会引起乳房下垂、乳房结节等问题。因此建议新妈妈最好通过进食一些有回奶功效的食材来达到回乳的目的，这样更安全有效。

> **Tips 关注宝宝的生长曲线**
>
> 有些妈妈认为，宝宝吃配方奶粉必须要吃够包装上推荐的食用量。其实配方奶粉包装上推荐的食用量只是参考的平均值，宝宝食量有大有小，就算同一个宝宝，也会出现有时吃得多、有时吃得少的情况。相比食量，妈妈更应关注的是宝宝生长发育曲线。只要宝宝的生长发育曲线在正常范围内且一直平稳上升，那么即使吃得比别人少也没关系。但如果宝宝生长发育曲线出现短时间波动，或一直高于正常范围，应咨询医生，是否需要调整饮食。

回乳期间注意事项

回奶期间，如果乳房胀得严重，可以挤出少许乳汁，但是不要完全挤空，否则会促进乳汁分泌，适得其反。也可用冰袋冷敷乳房，以缓解胀痛感。一旦乳房有硬块，要及时揉开，防止乳腺管堵塞。回奶期要减少对乳房、乳头的刺激，也一定不要再让宝宝吮吸，否则会刺激乳汁分泌。

按时喂养，防止喂养过度

人工喂养的宝宝要按时喂养，且要防止喂养过度，否则不利于宝宝的健康发育。对于健康的婴儿，只要宝宝进食量充足，婴儿配方奶粉是可以满足婴儿所需的全部营养的。

# 非哺乳妈妈饮食宜忌

控制高热量食物的摄入

非哺乳妈妈由于不存在泌乳哺喂，热量和营养需求没有哺乳妈妈高，随着产后身体逐步的恢复，也应该考虑体重的逐步恢复。非哺乳妈妈要注意摄入的热量不要超过每日 2450 千卡。如果孕期体重增加过多，还应该考虑慢慢地减少过量的体重。

多吃黄色食物补脾健胃

按照中医理念，黄色食物入脾，可养脾健胃。南瓜、玉米、黄豆、胡萝卜、红薯等都属于黄色食物，可为人体提供优质蛋白质、脂肪、维生素等，尤以 β-胡萝卜素的含量最为丰富。β-胡萝卜素可在体内转化为维生素 A，能保护肠道，减少胃炎、胃溃疡等疾病的发生。

注意补充维生素 C

维生素 C 对胃有保护作用，胃液中保持正常的维生素 C 含量，能有效发挥胃的功能，保护胃部和增强胃的抗病能力。因此，新妈妈要多吃富含维生素 C 的蔬菜和水果，比如苹果、猕猴桃、莲藕、西蓝花等。

促进乳汁分泌的食物

回奶期间，新妈妈一定要忌食花生、猪脚、鲫鱼等蛋白质含量高的可促进乳汁分泌的食物，同时少喝汤水，等彻底回奶以后再恢复正常的饮食。

腌制食品

吃得太咸会加重肾脏负担，对肾不利，也会使血压升高，腌制食物含有大量的盐分，多吃不利健康。

非哺乳妈妈宜吃食物

✅ 韭菜

含B族维生素、维生素E、膳食纤维等，可补肾温阳、增强脾胃之气，还能润肠通便。

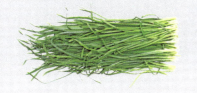

✅ 山楂

含膳食纤维、B族维生素、维生素C、果酸以及钙、磷、铁等矿物成分，有促进消化的功效。

✅ 炒麦芽

可以行气消食，消除乳房胀痛，对回奶有很好的效果，回乳时用炒麦芽煎水饮用。

✅ 玉米

含B族维生素、胡萝卜素，是维生素A的良好来源，有助于健脾开胃，可减少肠胃炎、胃溃疡等疾病的发生。

✅ 莲藕

富含膳食纤维、维生素C，可增进食欲，维持肠胃正常功能，增强胃部抗病能力。

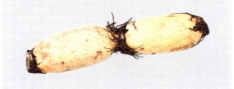

✅ 苹果

富含膳食纤维、钾、苹果酸，具有润肠通便、排毒的功效，还能保护心血管。

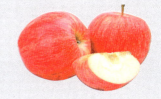

非哺乳妈妈营养美味食谱

韭菜摊鸡蛋

补肾、回奶

材料 韭菜150克，鸡蛋2个。
调料 盐3克。
做法
1. 韭菜择洗干净，切小段；鸡蛋打成蛋液。
2. 将韭菜段放入蛋液中，加盐搅匀。
3. 锅置火上，倒油烧至五成热，倒入韭菜鸡蛋液，摊至熟即可。

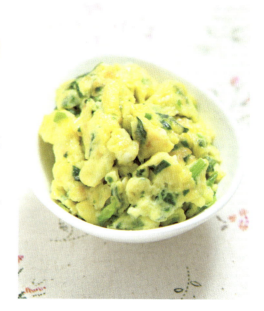

桂花糯米藕

健脾开胃

材料 藕400克，糯米60克，红枣30克。
调料 红糖、蜂蜜各30克，干桂花2克。
做法
1. 藕去皮，洗净，将藕节一端切下备用；糯米浸泡3小时，加白糖拌匀后灌入藕孔，将切下的藕节头放回原位，用牙签插牢封口。
2. 藕放入锅内加适量水烧开，转小火炖1小时，加入红糖、红枣、干桂花继续煮至熟，取出凉凉、切片，淋蜂蜜即可。

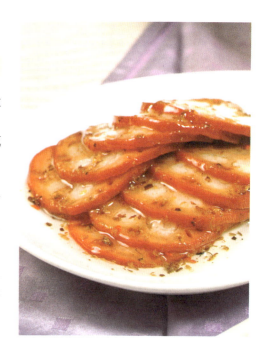

产后第 3~4 周

哺乳妈妈：保护乳房健康

什么是奶阵

奶阵是指女性在哺乳期，突然乳房感到有几根筋隐约膨胀而伴有轻微胀痛，随之奶呈喷射状或快速滴水状流出。形象地说就是，当宝宝吸奶或妈妈挤奶时，乳房有像轻微触电似的酥麻感，就说明奶阵来了，奶水充盈，即使原本已经吸得差不多的奶汁也会突然变得多起来，且乳房摸起来会比之前硬。

怎样按摩才能刺激奶阵

刺激奶阵其实就是刺激乳头。一般来说，宝宝在吸吮乳头时就已经刺激了乳头，不需要特别刺激。但有些宝宝吸吮能力较弱，妈妈奶水较少，就需要人为地刺激奶阵。具体方法如下：

1 洗净双手，全身放松，深呼吸，慢慢吐气。

2 双手张开，拇指放在乳房上方，其余四指呈 C 状放在乳房下方，左右旋转乳头，且不时以食指触碰乳头最前端敏感处，闭上眼睛，想象宝宝正在吸吮着。

3 当你感觉乳房突然有微微酥麻感，就表示奶阵来了。如果奶阵来了导致奶流过急，妈妈可用食指和中指一起夹住乳晕上下部位，能减缓流速，避免宝宝呛咳。

乳头干燥怎么办

如果新妈妈的乳头出现干燥的情况，可以擦拭一些乳头保护霜来缓解。因为宝宝会把药膏吃进去，所以要选择质量有保证的乳头保护霜。

哺乳妈妈饮食宜忌

 进补有泌乳功效的中药材

有些药食两用的中药材有很好的催乳效果，比如王不留行、通草等，可以用于煲汤或煮粥。此外，新妈妈可适当喝些滋补的药膳汤来补气血，比如当归补血汤、黄芪补气汤等。

 进食滋阴补血的食物

新妈妈在产后饮食上一定要注意合理膳食，营养均衡，以供给足够的造血原料，尤其是蛋白质、维生素、铁等丰富的营养。如胡萝卜，不仅含有铁质，还含有丰富的胡萝卜素；动物肝脏、动物血和瘦肉是补铁的最佳选择。蛋、豆制品、红枣、桂圆也是哺乳期新妈妈不可少的。新鲜蔬果中的维生素C可以使植物性食物中铁的吸收率提高。

 补充维生素A，防止宝宝生长缓慢

维生素A和细胞的完整性有关，能够帮助细胞对抗氧化作用，增强免疫细胞的活力。哺乳妈妈如果乳汁中缺乏维生素A，就会使宝宝生长缓慢，对眼部、呼吸道、泌尿系统的健康发育都有影响。

 为增加乳汁大吃大喝

新妈妈的营养供应既要满足宝宝的需要，也要保障自身的健康，但并不需要大吃大喝，每天主食增加50克，绿叶蔬菜增加100克，鱼、肉、蛋的总量增加100克，牛奶增加200克差不多就够了。同时注意避免食用高脂肪、高糖、油炸、熏烤食物。

 燕麦片和全麦食物会回奶

按照中医理论，有回奶作用的是炒麦芽，全麦面包是用小麦粉做的，燕麦片的原料是燕麦粒，和炒麦芽是完全不同的食物，不仅不会回奶，还会提供更多的维生素和矿物质，能提高乳汁质量。

哺乳妈妈宜吃食物

猪瘦肉

含完全蛋白质和脂肪,可提供热量,促进宝宝生长发育,还能提供丰富的血红素铁。

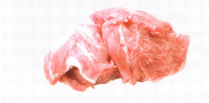

金针菇

富含多糖、维生素、矿物质等,有助于肝脏的滋养与修复,可有效提高机体免疫力。

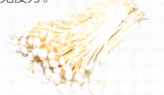

通草

性微寒,味甘、淡,有清热利尿、通气下乳的功效,古代医家就经常将其用于产后乳汁不足症。

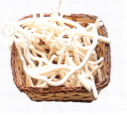

当归

可补血活血、润燥滑肠,适合产后血虚体弱、出血过多、恶露不下的新妈妈食用。

胡萝卜

含有丰富的胡萝卜素,进入体内可转化为维生素A,维生素A可维持宝宝眼部、呼吸道、尿道健康。

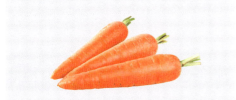

油麦菜

所含的维生素C和膳食纤维可消除多余脂肪、镇痛催眠、润肠通便,还能促进铁吸收。

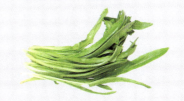

哺乳妈妈营养美味食谱

竹荪金针排骨汤

健体、排毒

材料 干木耳6克,竹荪20克,金针菇50克,排骨200克。
调料 盐少许。
做法

1. 排骨洗净,切小块,焯烫后捞出;木耳泡发好,洗净,撕成小片;竹荪发好,沥干,切小段;金针菇洗净,切段。
2. 锅置火上,倒入清水烧开,放排骨块转小火熬煮1.5小时,加金针菇、竹荪、木耳,煮开后焖5分钟,撒盐后即可食用。

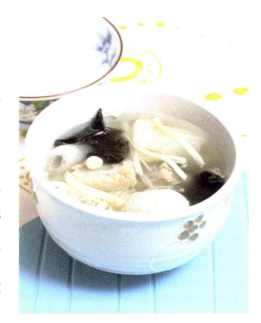

当归白萝卜羊肉汤

补血、益肾

材料 羊肉500克,当归片10克,白萝卜200克。
调料 姜片、盐各适量。
做法

1. 白萝卜洗净,去皮,切块;羊肉剁成小块,洗净。
2. 羊肉入沸水中焯烫一下,约3分钟后捞出,用清水洗净。
3. 锅中倒入适量水,放入羊肉块、萝卜块、当归片、姜片,大火烧开,改小火炖至肉烂,加盐调味即可。

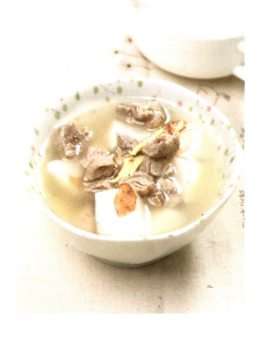

非哺乳妈妈：增加活动量

适当做一些轻体力的家务活

经过前两周的调养，孕妈妈们的精神状态已经恢复得不错，身体状况也所改善，所以从这周开始，新妈妈可以做些力所能及的轻体力家务活，如收拾厨房、擦桌子、擦地、熨衣服等，有利于消耗热量，促进产后恢复。

不必因为无法哺乳而自责内疚

母乳喂养值得提倡和鼓励，母乳不仅营养好、质量高，还能和宝宝建立更亲密的亲子关系，但总有例外的情况，那些无法实现母乳的新妈妈不必感到内疚，你不安的心情会影响宝宝的情绪培养。

现在的配方奶只要选择得当，是可以满足宝宝的营养需要，使其正常生长发育的。另外，很多最初没有母乳的新妈妈通过后续的一些心理、生理等方面的调理，也可能渐渐有了母乳。不管是否能够母乳喂养，新妈妈要接受现实，更要自信，以自然的态度对待这一切，没有母乳不代表你就不是好妈妈，要知道你对宝宝的爱并不会因为不能母乳喂养而减少。

产后 42 天检查莫忽视

妈妈在产后 42 天要进行检查，这样可以让医生准确了解自己的身体恢复情况。如果发现异常，可以及时治疗，防止留下后遗症。有些妈妈初为人母，忙得焦头烂额，抽不出时间做检查，这是不对的，因为拥有了健康的身体，才能更好地照顾宝宝。具体的检查项目依据各医院情况而定。

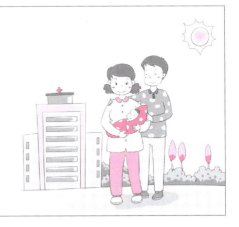

非哺乳妈妈饮食宜忌

✅ 适当多吃富含锌、硒的食物

锌能维持细胞膜的稳定和免疫系统的完整性，提高人体免疫功能。锌的绝好来源是牡蛎、扇贝、虾等海产品以及坚果等。硒能提高人体的免疫功能，增强对疾病的抵抗能力，还有抗氧化的作用。

✅ 适当多吃菌菇类食物

菌菇类食物如金针菇、草菇、香菇、猴头蘑、木耳等，不仅热量低，还富含膳食纤维、B族维生素和矿物质，能有效抗癌、促进代谢、降低胆固醇，还能增强人体免疫力。

✅ 适当喝酸奶补钙、防便秘

酸奶中富含益生菌和钙，能够促进肠道蠕动，还能补钙。此时，新妈妈的消化功能还没完全恢复，适当喝酸奶，能够帮助消化、防止便秘。新妈妈这个时候仍然注意不能食用寒凉食物，酸奶不要从冰箱拿出来就喝，而要放至常温后再喝。

❌ 大量吃零食

非哺乳妈妈也不能因为不喂奶就随意吃零食，尤其不能吃太多高热量、高油脂、高糖分的零食，比如果脯、蜜饯、炸薯条等。水果是健康零食的好选择，苹果、香蕉、猕猴桃、梨等富含维生素和矿物质，有利于排毒养颜、补充水分；全麦面包、全麦饼干、燕麦片等，是缓解饥饿感的安全零食，富含膳食纤维，可促进肠道健康，还可以防止血糖和胆固醇升高。

❌ 长期用果汁代替吃水果

对于产后消化系统比较弱的新妈妈，可以适当饮用不过滤的自制新鲜果汁来补充维生素、膳食纤维、矿物质，但是不建议长期用喝果汁来代替吃水果，一般产后3周，新妈妈可以直接食用完整水果了。喝果汁尤其是过滤的果汁，容易导致膳食纤维不足、糖分摄入过多，不利于产后恢复。

非哺乳妈妈宜吃食物

✅ 牡蛎

富含锌、硒、蛋白质等，有助于维持细胞膜的稳定和免疫系统的完整性，提高人体免疫功能。

✅ 香菇

富含膳食纤维、B族维生素以及矿物质，能够防癌抗癌、促进代谢、降脂降压，增强免疫力。

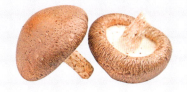

✅ 带鱼

富含优质蛋白质、不饱和脂肪酸以及钙、磷等矿物质，能有效缓解脾胃虚弱、气短乏力等症状，增强抵抗力。

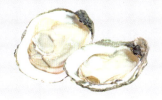

✅ 酸奶

富含益生菌和钙，能够促进肠道蠕动，有效防止便秘，还能补钙。

✅ 松子

富含亚油酸、亚麻酸、维生素E以及钙、铁等，有利于保护心血管，防止便秘。

✅ 芹菜

所含的膳食纤维能刺激肠道蠕动，加速身体废物排出，能有效防止便秘，避免脂肪堆积，消水肿。

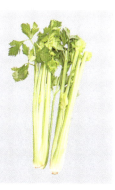

非哺乳妈妈营养美味食谱

清蒸牡蛎

补锌、补硒

材料 新鲜牡蛎 500 克。
调料 生抽、芥末各适量。
做法
1. 新鲜牡蛎用刷子刷洗干净；生抽和芥末调成味汁。
2. 锅内放水烧开，将牡蛎平面朝上、凹面向下地放入蒸屉。
3. 蒸至牡蛎开口，再过 3~5 分钟出锅，蘸味汁食用即可。

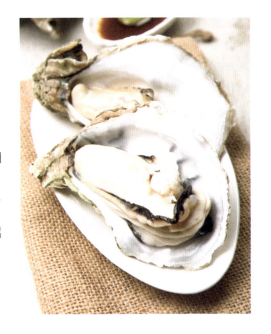

油菜香菇魔芋汤

抗癌、通便

材料 油菜 100 克，干香菇 15 克，魔芋、胡萝卜各 50 克。
调料 盐 3 克，蘑菇高汤适量。
做法
1. 油菜洗净，用手撕成小片；香菇洗净，泡发（泡发香菇的水留用），去蒂，切小块；魔芋洗净，切块；胡萝卜洗净，去皮，切圆薄片。
2. 锅中倒蘑菇高汤和泡发香菇的水，大火烧开，放香菇块、魔芋块、胡萝卜片烧至八成熟，放油菜煮熟，加盐调味即可。

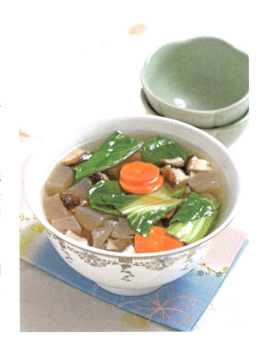

产后第5~6周

哺乳妈妈：解决漏奶问题

漏奶到底是咋回事

生完宝宝后，在未进行哺乳时奶水不断外流，俗称"漏奶"。医学上说，漏奶是指乳房不能储存乳汁的现象。漏奶和哺乳过程中的泌乳反射、乳房结构等有关。有些妈妈产后气血虚弱，也可能造成漏奶的情况。

出现漏奶怎么办

对于避免漏奶，目前没有有效的方法。出现漏奶可以采取以下方法处理：

1 佩戴合适的文胸，将乳房托起，让乳头位置不低于水平，能起到缓解作用。

2 尽量避免看到、接触会引起泌乳反射的情况，还可以准备干净毛巾擦拭。

3 如果漏奶现象比较严重，应及时就医，及时治疗。

什么是满月发汗

中医认为"发汗法"不仅能通经活络、恢复体力，还能调节神经、扩张周围小血管、改善微循环系统，所以，通过发汗既有助于排出体内毒素，还能将体内的寒气驱除体外。所以，产妇可以通过满月发汗达到祛寒排毒、预防月子病的作用。

在家里发汗，需要自制发汗汤。将1瓶黄酒倒入砂锅中，放入姜丝、枸杞子、红枣，大火煮开，改小火熬10分钟左右即可（要是感觉姜有点辣，可以适当放一些红糖）。妈妈喝完发汗汤后，要保证全身上下除了眼睛以外的地方都要盖起来，关上门窗，不要有风。发汗时间控制在1小时即可。发汗结束后不要着急从被窝中出来，等汗落了再出来。

哺乳妈妈饮食宜忌

✅ 多吃些补气补血的食物

新妈妈分娩后,一般都会有气虚和血虚的问题,新妈妈可以多吃一些具有补气补血功效的食物,有效地滋补元气,如牛肉、乌鸡、鳝鱼、山药、莲藕、栗子、红枣、糯米、动物血等。

✅ 多吃黑色食物,强腰补肾

中医学将不同颜色的食物归属于人体的五脏:红色入心、绿色入肝、黄色入脾、白色入肺、黑色入肾。黑色食物能滋阴补肾,产后新妈妈多吃黑色食物可补养肾气,比如黑米、黑豆、木耳、黑芝麻、黑枣、葡萄等。

❌ 烹调油放太多

宝宝的发育需要脂肪,但并不是单纯通过炒菜多放油来实现,而是新妈妈饮食中保证足够的鱼、鸡肉、瘦肉、坚果等食物的摄入。烹调用油是纯脂肪,在人体的消化率非常高,饱腹感又低,炒菜放油太多会大大增加热量,只会让新妈妈发胖。烹调用油每天25~30克就够了。特别提醒,最好选多种植物油,避免动物油,以免饱和脂肪摄入过多。

❌ 暴饮暴食

新妈妈在产后几周食欲逐渐恢复正常后要注意一定不要暴饮暴食,否则容易引发肥胖,对产后瘦身不利。新妈妈在月子里可少食多餐,饿了就吃,出月子以后逐渐恢复一日三餐的饮食习惯。

❌ 富含人造脂肪的食物

哺乳妈妈摄入脂肪的种类会影响母乳中脂肪的种类,高脂点心、人造奶油、人造黄油等人造脂肪中都含有一定比例的反式脂肪酸,如果哺乳妈妈经常吃这些食物,会增加乳汁中反式脂肪酸的含量,影响自己和宝宝的健康。

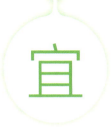

哺乳妈妈宜吃食物

✅ 鳝鱼

维生素 A 的含量较高，对眼睛发育有益；还含有丰富的 DHA 和卵磷脂，有很好的健脑功效，还能调节血糖。

✅ 黑芝麻

铁和蛋白质的含量很高，黑色食物能滋阴补肾，有利于产后补养肾气。

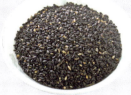

✅ 三文鱼

富含多不饱和脂肪酸成分，能防止皱纹产生，避免皮肤变得粗糙。哺乳的新妈妈常吃深海鱼，还能提高乳汁质量，促进宝宝的大脑发育。

✅ 花生

富含蛋白质、锌、不饱和脂肪酸，有健脾和胃的功效，还有益于宝宝的大脑发育。

✅ 豌豆苗

含有丰富的胡萝卜素、维生素 C、钾，可增强血管弹性，抑制血压上升，丰富的钾可有效排出人体内过多的钠。

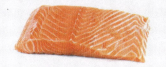

✅ 葡萄

含有丰富的葡萄糖、蔗糖、维生素、矿物质，可补气血，对肝肾有益，还能有效缓解失眠。

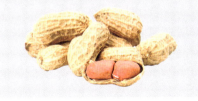

第 5 章 坐月子饮食宜忌

哺乳妈妈营养美味食谱

三丝蒸白鳝

补气生血

材料 白鳝300克。
调料 红椒丝、姜丝、葱丝、盐、生抽、黄酒各适量。
做法
1. 白鳝处理干净,切段,拌入盐、黄酒、红椒丝、姜丝、生抽腌20分钟。
2. 将腌好的白鳝段放在盘内摆好,底下垫一些葱丝,再摆上姜丝、红椒丝,淋少许植物油。
3. 将白鳝放入开水锅中,隔水蒸8分钟即可。

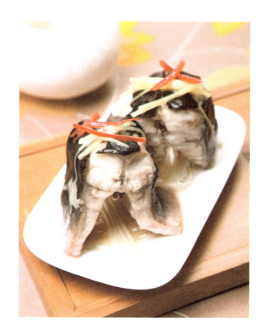

蹄筋花生汤

美容养颜

材料 水发牛蹄筋250克,花生米50克。
调料 葱花、姜片各3克,盐适量。
做法
1. 水发牛蹄筋洗净,切块;花生米洗净。
2. 汤锅置火上,倒入适量植物油,待油烧至七成热,放入葱花、姜片炒香。
3. 倒入水发牛蹄筋和花生米翻炒均匀,加适量清水煮至牛蹄筋软烂,用盐调味,撒上葱花即可。

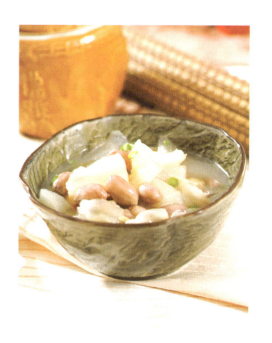

非哺乳妈妈：瘦身美体提上日程

产后肥胖十有八九会中招

产后肥胖是新妈妈最烦恼的一个问题，大多数新妈妈体重都较之前有很大变化，而产后肥胖往往是孕期肥胖的延续。女性在孕期，为满足胎宝宝的生长需要，大幅度增加营养，而且随着体内激素的改变，肠胃蠕动变慢、新陈代谢减慢，从而导致体重增加。坐月子期间摄入了比较多的高脂肪、高蛋白质的食物，运动又相对较少，无法及时消耗多余的脂肪，也容易导致肥胖。

运动有助于产后迅速恢复

运动是控制体重最有效的方式，还可以控制热量的摄取，有助于改善体形，因为运动可以调节松弛的肌肤，并减少脂肪含量。找到适合的产后运动，能让新妈妈尽快恢复身材。

饮食 + 运动，慢慢来

产后瘦身不能操之过急，一定要循序渐进地进行，以免给身体带来伤害。

产后月数	瘦身计划
月子期	控制不发胖
产后第二个月	减少热量摄入；散步、快走是最好的减肥方式
产后第三个月	将减重提上日程，饭前 1~2 小时运动效果最好
产后第四个月	开始减肥了。消脂食材可以帮上忙，上下楼梯时加快速度也可以燃烧脂肪
产后第五个月	可以加大运动强度，进行力量训练，有针对性地进行胸、腰、腿部位的运动锻炼
产后第六个月	是减肥的黄金期。这时身体新陈代谢的速率基本恢复正常，一定要把握好这一良机，游泳、健美操、瑜伽都是不错的选择

非哺乳妈妈饮食宜忌

✅ 多吃富含维生素的蔬果，润泽肌肤

新鲜的蔬菜和水果中富含维生素、矿物质、膳食纤维，不仅低热量，而且利于瘦身，可以让新妈妈的皮肤更光滑。

✅ 多吃抗氧化食物抵抗自由基

蔬菜和水果等植物性食物中含有很多植物化学物，有很强的抗氧化功效，比如番茄中的番茄红素、胡萝卜中的β-胡萝卜素、葡萄中的花青素、大豆中的异黄酮等，具有很强的抗氧化功效，能够抵抗自由基，延缓衰老。

✅ 摄入 B 族维生素，分解糖分和脂肪

维生素 B_1 和维生素 B_2 不仅有助于新妈妈恢复身体，还能促进热量代谢，帮助恢复身材。瘦肉、花生、全麦面包等是维生素 B_1 的主要来源，蘑菇、茄子等可提供丰富的维生素 B_2。

✅ 增加膳食纤维摄入，瘦身纤体

燕麦、荞麦、小麦、大麦、黑米、小米、红豆、绿豆、土豆、红薯、山药、芋头等粗粮杂豆富含膳食纤维，饱腹感很强，非常适合产后控制体重的新妈妈食用。

❌ 高热量的主食

白面包、饼干、点心、蛋黄派、油条、炸糕、麻团等，这些主食加了大量油、盐、糖，热量高，而且容易进食过量，不利于减肥。

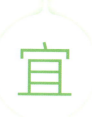

非哺乳妈妈宜吃食物

✅ 番茄

含维生素C和番茄红素，有助于润泽肌肤，抗氧化，延缓衰老。

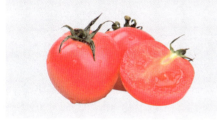

✅ 黄瓜

富含的膳食纤维、维生素C能促进肠胃蠕动、润肤排毒；其含有的黄瓜酶有很强的生物活性，能有效促进机体新陈代谢。

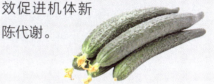

✅ 鸡胸肉

鸡胸肉低脂肪、低热量、高蛋白质，且营养丰富，是瘦身者摄取动物蛋白质的理想选择。

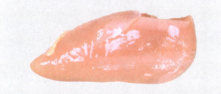

✅ 红薯

富含膳食纤维，饱腹感强，适合产后瘦身食用。

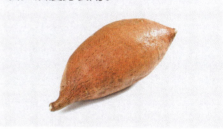

✅ 白菜

富含水分、膳食纤维、维生素C等，热量低，可护肤养颜、清热解毒、利尿通便。

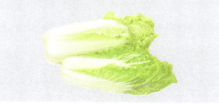

✅ 猕猴桃

维生素C含量极高，还含有B族维生素以及镁、钙等矿物质，可抗衰老、美容养颜。

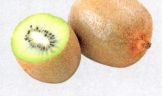

非哺乳妈妈营养美味食谱

荷香小米蒸红薯

通便、排毒

材料 小米80克，红薯250克，荷叶1张。

做法
1. 红薯去皮，洗净，切条；小米洗净，浸泡30分钟；荷叶洗净，铺在蒸屉上。
2. 将红薯条在小米中滚一下，裹满小米，排入蒸笼中，蒸笼上汽后，蒸30分钟即可。

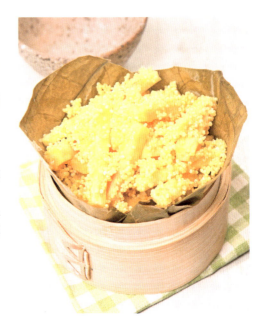

黄瓜猕猴桃葡萄柚汁

美容、瘦身

材料 黄瓜100克，葡萄柚150克，猕猴桃50克，柠檬50克。

做法
1. 黄瓜洗净，去皮，切小块；猕猴桃洗净，去皮，切小块；葡萄柚、柠檬各去皮和子，切小块。
2. 将上述材料和适量饮用水一起放入果汁机中搅打即可。

功效
黄瓜、猕猴桃和葡萄柚的维生素C含量都很高，可抗衰老、美白肌肤、调节免疫力。

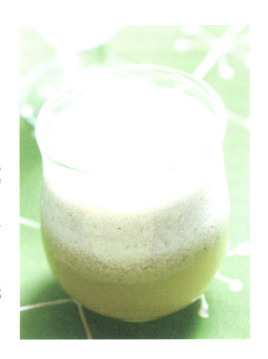

第6章

孕产期不适饮食宜忌

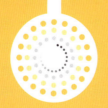

孕期水肿

水肿和怀孕期间体内的水分增加、盆腔静脉受压、下肢静脉回流受阻有关。为了满足胎儿生长发育的需要，体内血浆和组织液增多。在整个怀孕过程，体液会增加6~8升，大部分潴留在组织中造成水肿，特别是妊娠晚期。

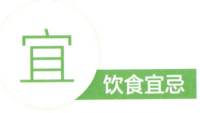

饮食宜忌

饮食清淡，减少水潴留

孕妈妈饮食要清淡，少油少盐，食盐每天摄入量不超过6克，如果不习惯口味淡的，可以适当使用香味浓郁的调料，比如葱、姜、蒜、醋、芝麻等，也可以利用番茄和柠檬这些气味浓郁的蔬菜和水果。煮汤时多放菜，也可以使汤中的盐分减少。

多吃新鲜蔬菜和水果

新鲜蔬果可提供丰富的钾、维生素、膳食纤维，可以促进体内多余钠的排泄，维持钠钾平衡，防止血压升高。

补充足够的蛋白质

蛋白质严重缺乏会导致血浆白蛋白浓度低于正常，这也是引起水肿的原因之一。孕妈妈虽然很少会发生如此严重的蛋白质缺乏，但仍需注意保证足够的蛋白质摄入量，特别是那些不吃任何肉类的孕妈妈。对于这类孕妈妈来说，如果能够进食适量的牛奶、鸡蛋、大豆及豆制品等，也能够保证蛋白质的摄入。如果连牛奶和鸡蛋也不吃，则应在医生或营养师的指导下适量吃些蛋白粉，以保证日常蛋白质的摄入。

适当吃利尿食物

为了满足胎儿生长发育的需要，体内血浆和组织液增多，从而造成水肿。孕妈妈有轻微的水肿是正常现象，可以每天多进食具有利尿作用的食物，如冬瓜、黄瓜、红豆等，以缓解水肿症状。

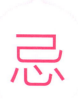

❌ 吃含钠多的食物

减少吃盐不仅要控制饮食中的烹调用盐，还应留意一些食物中的隐形盐。如快餐和饼干中含有较高的钠，咸鱼、咸肉、咸蛋等食物也含有较多的盐分，容易使孕妈妈体内潴留更多的水分，导致水肿，还可能引起妊娠高血压综合征。所以，应少吃这些含钠高的食物。

❌ 一次性大量喝水

孕妈妈虽然出现水肿，但是一般生理性水肿无须限制饮水量，摄入足够的水还能够促进新陈代谢、预防尿道炎。但是由于孕妈妈胃部容纳食物的空间不多，所以不要一次性大量饮水，以免影响进食，也不利于排泄，从而加重水肿。可以少量多次饮水。

❌ 大量吃易产气的食物

炸糕、红薯、洋葱、土豆等容易产气的食物，食后容易引起腹胀，使血液回流不畅，加重水肿，所以有水肿的孕妈妈要少吃这类食物。

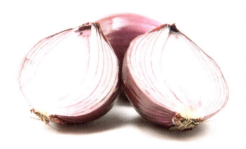

> **Tips**
>
> 发生妊娠水肿的孕妈妈生活上注意以下几点可有效缓解：
>
> 1. 不要长时间站立或行走，注意多休息。
> 2. 穿宽松的衣物，穿着紧身衣物会导致血液循环不畅，加重水肿。
> 3. 睡觉时将双腿垫高一些，可起到加速血液回流、减轻静脉内压的作用，能缓解孕期水肿。
> 4. 尽量多采取左侧卧，可以避免胎盘脐带血供不足，并减少血液回流的阻力。

宜 宜吃食物

红豆

富含钾元素，有助于排出体内多余盐分，其含有的皂角苷具有很强的利尿作用。

冬瓜

富含钾、多种维生素，帮助人体排出多余的钠盐，有利尿消肿的功效。

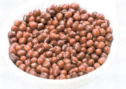

黄瓜

富含钾、维生素C，有消肿利尿、清热解毒的作用。

鲤鱼

鲤鱼具有利水祛湿、利尿消肿的作用，能帮助孕妈妈去除体内多余的水湿。

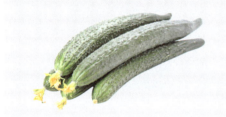

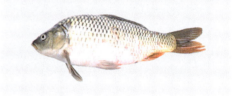

西瓜

含有大量的水分、维生素，具有很强的利尿作用，能使盐分排出体外，减轻水肿。

燕麦

富含膳食纤维、钾，可以增加饱腹感、消肿。与牛奶搭配，营养又补钙。

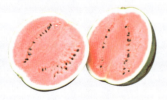

营养美味食谱

红烧冬瓜

改善水肿

材料 冬瓜300克,水发香菇、青椒、红椒各20克。
调料 葱末、蒜末各5克,酱油少许。
做法
1. 冬瓜去皮,切小方块;香菇冲洗,挤干,去蒂,切粒;青椒、红椒洗净,去蒂及子,切粒。
2. 锅内倒油烧热,放入冬瓜块煎香,放香菇粒、辣椒粒炒香。
3. 加适量清水没过冬瓜,加酱油烧开,待汤汁快收干,撒葱末、蒜末即可。

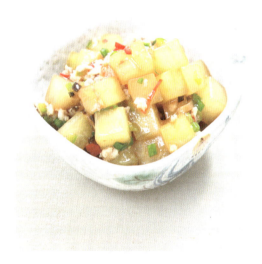

红豆鲤鱼汤

利水祛湿

材料 鲤鱼500克,红豆50克。
调料 姜片、盐、淀粉各适量,陈皮10克。
做法
1. 将鲤鱼宰杀,去鳞、鳃及内脏,洗净;红豆洗净,浸泡4小时。
2. 将鱼裹上淀粉过油煎一下;锅中加水,烧开后加红豆及陈皮、姜片,熬煮1小时,放入鲤鱼煮至豆熟时,加入盐调味即可。

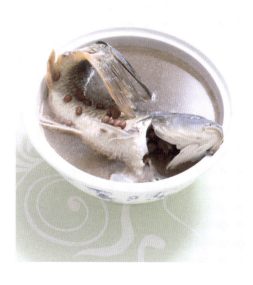

孕期失眠

怀孕期间,孕妈妈要应对各种不适。在恶心、呕吐、头晕,以及腰、背、胸、腹等疼痛之后,孕晚期又出现了腿抽筋、尿频。也因为心理压力过大等原因,孕妈妈还常常会出现失眠的现象。对于孕妈妈来说,失眠不仅影响心情,而且对整个身体都可能造成伤害。那么面对孕期失眠,如何进行饮食调理呢?

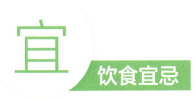

饮食宜忌

平衡膳食,清淡易消化

养成良好的饮食习惯,保证营养素的供给,选择低脂、易消化、含蛋白质比较丰富的食物,如鱼类、去皮鸡肉、瘦肉、蛋类等。烹调尽量选择清淡的蒸、煮、炖、炒等,不要用煎、炸等多油的方式,也不要吃得过咸。

补钙补镁,改善睡眠质量

如果孕妈妈频繁失眠多梦,这可能是在提示你要补钙了,钙不仅是骨骼生长必不可少的元素,也是重要的神经递质。缺钙会影响大脑神经元的正常代谢,引起神经兴奋性增加致使无法入睡。选择含有适量维生素D的钙剂,钙吸收的效果会翻倍。另外,钙和镁并用,是天然的放松剂和镇静剂。而且轻微缺镁,也会导致失眠。因此,补钙的同时也要适量补充含镁丰富的食物,如燕麦、糙米、花生、香蕉等。

每天睡前喝杯温牛奶助眠

睡前喝杯温热的牛奶可改善睡眠,这是医生经常建议的做法,因为奶制品中含有色氨酸——一种有助于睡眠的物质。其实,牛奶宜搭配富含碳水化合物的食物(如燕麦、荞麦、大米、小麦、玉米和高粱等)一起吃,这样可以增加血液中有助于睡眠的色氨酸的浓度,能让牛奶助眠的功效加倍。

增加维生素 B_1 和维生素 B_6 的摄入

增加 B 族维生素的摄入,可改善神经营养不良,脑神经营养供应不足所引起的失眠症状。

维生素 B_1 参与体内糖代谢,提供脑神经充足的营养。因此,维生素 B_1 是维持神经系统,特别是中枢神经系统正常功能不可缺少的营养成分,可消除脑神经疲劳和全身疲乏。富含维生素 B_1 的食物有:燕麦、花生、猪肉、深绿色的蔬菜、牛奶等。

维生素 B_6 是氨基酸在代谢利用过程中的重要辅助元素,具有协助合成血红蛋白、稳定情绪的功能,对于失眠能发挥镇静与舒缓的作用。富含维生素 B_6 的食物有:动物肝脏、大豆、紫甘蓝、糙米、蛋类、燕麦、花生、核桃等。

养成规律的睡眠时间有助于改善睡眠

孕妈妈尽量每晚都按同一时间睡眠,早晨在同一时间起床,养成有规律的睡眠习惯,有助于调节孕妈妈的睡眠状态,提高睡眠质量。

 ## 晚餐吃太饱

晚餐不可过饱,睡前不要吃东西,也不要喝大量的水,以免增加肠胃负担,影响睡眠。

 ## 晚餐吃产气、胀气食物

豆类、土豆、洋葱、青椒、甜点、碳酸饮料等易产气的食物易导致晚上不能安然入睡,睡前少吃。

 ## 吃辛辣刺激性食物

要少吃或不吃煎炸、熏烤、油腻的食物,不吃辛辣、刺激性的食物。辛辣食物干扰睡眠,辣椒、大蒜及生洋葱等辛辣的食物会造成某些人胃部灼热及消化不良,从而影响睡眠。

宜 宜吃食物

✅ 小米

富含色氨酸、维生素 B_1，能够促使大脑神经分泌使人困倦的血清素，有助于睡眠。

✅ 油菜

富含维生素 C 和钙，具有助眠作用，还有利于缓解便秘。

✅ 花生

富含镁、维生素 B_1，维生素 B_6，能为中枢神经系统提供养分，具有稳定情绪的作用。

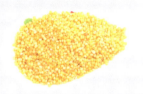

✅ 牛奶

补钙效果好，并且富含维生素 B_1，能有效改善孕期失眠。

✅ 百合

具有安心、定神的功效，对孕妈妈有可能出现的失眠症状有较好的缓解作用。

✅ 香蕉

富含镁，与富含钙的食物同食，能起到镇静、放松、安神的作用，可缓解失眠。

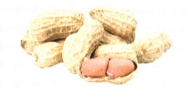

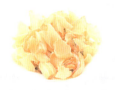

营养美味食谱

小米面发糕

改善睡眠

材料 小米面100克,黄豆面50克,酵母适量。

做法
1. 用温水将酵母化开并调匀;小米面、黄豆面放入盆内,加温水和酵母水和成较软的面团,醒发20分钟。
2. 屉布浸湿后铺在烧沸的蒸锅屉上,放入面团,用手抹平,中火蒸20分钟,取出。
3. 蒸熟的发糕扣在案板上,凉凉,切块食用即可。

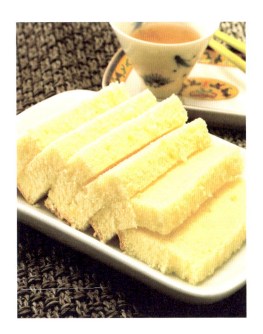

牛奶蒸蛋

补充钙和蛋白质

材料 鸡蛋2个,鲜牛奶200毫升,虾仁2个。
调料 盐2克,香油适量。
做法
1. 鸡蛋打入碗内,加鲜牛奶拌匀,再放入盐化开;虾仁洗净。
2. 鸡蛋液入蒸锅大火蒸约2分钟,此时蛋羹已经略微成形,将虾仁摆在上面,改中火蒸5分钟,最后出锅前淋上香油即可。

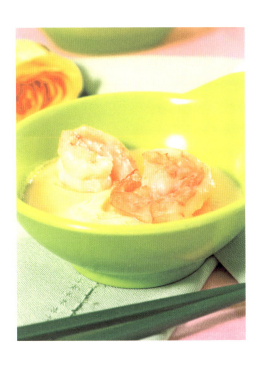

孕期贫血

随着胎宝宝生长发育，需要从母体中摄取铁来制造血液等。另一方面，孕妈妈的血容量显著增加，而能携带、运送氧气的红细胞并没增加，也会导致生理性贫血，孕期贫血的诊断指标是末梢血液中血红蛋白含量＜110克/升。

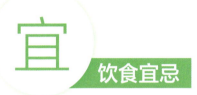

饮食宜忌

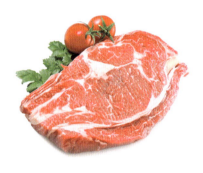

✓ 整个孕期都要注意补铁

孕妈妈一般从孕中期开始对铁的需求量增加，孕1~3月每天需要20毫克铁，孕4~7月平均每日铁的摄入量应为24毫克，孕8~10月每天增加到29毫克。如果发生缺铁性贫血，孕妈妈就更应该注重铁的补充。

✓ 补铁首选动物性食物，在人体的吸收率高

铁元素分两种，血红素铁和非血红素铁。前者多存在于动物性食物中，后者多存在于蔬果坚果和全麦食品中。相比而言，血红素铁更容易被人体吸收，比如牛肉、动物肝脏、动物血等。

✓ 补铁也要补维生素C，以促进铁吸收

维生素C可以帮助铁质的吸收，帮助制造血红蛋白，改善孕妈妈贫血症状。维生素C多存在于新鲜蔬果中，如橙子、猕猴桃、樱桃、柠檬、西蓝花、小白菜等，孕妈妈可以在进食高铁食物时搭配吃这些富含铁的蔬果或喝一些这些蔬果打制的蔬果汁，都是增进铁质吸收的好方法。

摄入优质蛋白质可补血

蛋白质是合成血红蛋白的原料,孕妈妈应注意从膳食中补充蛋白质,每日以80克左右为宜,多选用优质蛋白质食物,如瘦肉类、蛋、牛奶及奶制品、大豆及豆制品等。

 要在医生指导下补充铁剂

对某些孕妈妈来说,孕期仅从饮食中摄取的铁质,有时还不能满足身体的需要。对于一些出现明显缺铁性贫血的孕妇来说,可在医生的指导下选择摄入胃肠容易接受和吸收的铁剂。服用铁剂要注意:最好在两餐之间服用,吃完铁剂后食用一些富含维生素 C 的水果,比如橙子、草莓、苹果、猕猴桃等促进其吸收。

 主要以植物性食物来补铁

植物性食物,比如豆类、蔬菜和谷物中的铁在人体的吸收率不高,加上植物性食物中的植酸、草酸等也会影响铁的吸收,因此补铁效果不是很理想。但一些含铁量比较高的植物性食物也可以作为辅助,如小米、鲜枣、桑葚、豌豆苗、黑芝麻、木耳等。

 进食高草酸食物

患有缺铁性贫血的孕妈妈在食用绿叶蔬菜时,最好烹熟了吃,因为生的绿叶蔬菜中所含的草酸会阻碍铁质的吸收。

素食孕妈妈怎么补铁

素食者无法从肉类中获得血红素铁,应多选择富含铁的植物性食物。葵花籽、榛子、黑芝麻等坚果类富含铁,同时多吃富含维生素 C 的蔬菜,促进铁的吸收。还可以吃含铁的营养补充剂,但要在医生或营养师的指导下进行,以防补充过量。

补铁的同时补钙、喝茶

食物中的多酚和钙也会影响铁的吸收。如茶叶里含有的茶多酚,豆类及豆制品、牛奶等中含有的钙都会对铁的吸收有所妨碍,因此尽量不要在刚刚喝完牛奶或者吃完豆制品后马上进食含铁丰富的食物,或者服用铁剂。

宜 宜吃食物

乌鸡

富含铁、铜等元素，且血清总蛋白含量高于普通肉鸡，有极好的补血功效。

牛肉

富含铁、优质蛋白质等，可为孕妈妈补铁、补血，还能补虚暖胃，提高抵抗力。

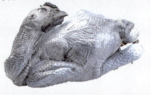

猪肝

铁含量很高，并且以血红素铁形式存在，可有效缓解孕妈妈缺铁性贫血。

动物血

含有血红素铁，在人体的吸收利用率非常高，补铁效果明显。

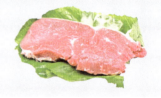

木耳

富含铁、膳食纤维等成分，可以作为孕妈妈补铁的辅助，还可以促进消化。

柠檬

富含维生素C，能促进铁吸收，帮助制造血红蛋白，改善孕妈妈贫血症状。

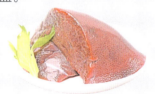

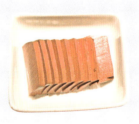

营养美味食谱

菠菜猪血汤

补铁补血

材料 菠菜150克,猪血100克。
调料 姜丝、盐、香油、葱花各2克。
做法
1. 将猪血洗净,切块;菠菜洗净,焯水,切段。
2. 锅置火上,倒油烧热,放入姜丝炝锅,放入适量清水,加入猪血块煮至熟透,再放入菠菜段略煮片刻,加入盐、葱花调味,淋上香油即可。

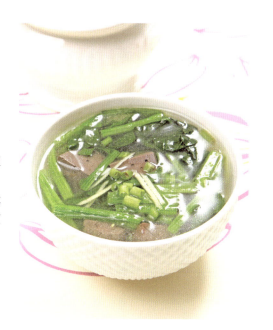

茶树菇蒸牛肉

补血、增强体力

材料 牛肉200克,茶树菇100克。
调料 姜末、料酒各5克,蒜蓉、蚝油、水淀粉各8克。
做法
1. 牛肉洗净,切薄片,加料酒、姜末、蚝油、水淀粉腌制10分钟。
2. 茶树菇去蒂,泡洗干净,放入盘中。
3. 把腌好的牛肉片放在茶树菇上,上面再铺一层蒜蓉,入锅蒸15分钟即可。

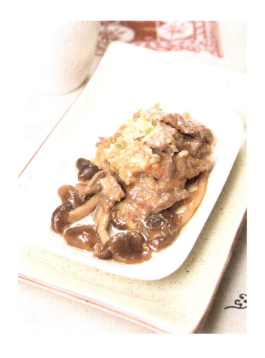

孕期血脂异常

血脂异常是指血脂中的成分指标超出了正常范围，包括血中总胆固醇和/或甘油三酯过高，或高密度脂蛋白胆固醇过低，即高胆固醇血症、高甘油三酯血症、低高密度脂蛋白胆固醇血症以及混合型血脂异常。当以下四项有一项异常，就可以诊断为血脂异常：TC≥5.72毫摩/升、LDL-C≥3.64毫摩/升、HDL-C＜0.91毫摩/升以及TG＞1.7毫摩/升。

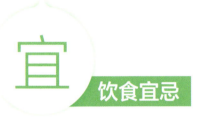

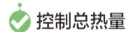

控制总热量

孕妈妈要将血脂控制在正常范围内，首先要控制总热量的摄入。总热量摄入过多，多余的热量会转化成脂肪堆积在体内，导致甘油三酯堆积。在控制总热量的前提下，增加粗粮、蔬菜等低热量、高膳食纤维和高维生素食物的摄入，可避免发胖，有利于控制血脂升高。比如在制作米饭或粥时，加入杂豆或者粗粮，再比如每天增加蔬菜尤其是绿叶蔬菜的摄入量，用低脂肪的禽肉、鱼肉来代替畜肉，或者适当用豆制品代替肉类。

增加膳食纤维摄入

增加粗粮、豆类等富含膳食纤维的食物的摄入，膳食纤维可以减少食物中胆固醇和脂肪的吸收，并有助于体内的胆固醇转变成胆汁酸，从而促进胆固醇代谢并排出体外。

选择高蛋白、低脂肪肉类

体重增长不超重的孕妈妈，可以不用限制蛋白质的摄入，但是要选择高蛋白、低脂肪的白肉（鸡、鸭、鱼肉）和瘦畜肉（猪瘦肉、牛瘦肉、羊瘦肉），以及豆类和豆制品等作为蛋白质的主要来源，以避免胆固醇摄入过多。

选用植物油

亚麻子油、菜籽油、山茶油等都含有较多的不饱和脂肪酸，适合血脂偏高的孕妈妈食用，但是每天不宜超过20克。

✅ 多吃蔬菜和水果

蔬菜和水果可提供丰富的维生素C、维生素E、胡萝卜素、番茄红素等天然抗氧化剂，可以防止坏胆固醇氧化、堆积，有利于降血脂。

✅ 补充足够的水

每天饮水量要达到1500~1700毫升，除了多喝白开水，还可以适当喝清淡的茶，有助于改善血液黏稠度，促进血液循环。

❌ 高胆固醇食物

血脂异常的另一大因素就是血浆中胆固醇水平过高。孕妈妈想要将血脂控制在正常范围，一定要限制胆固醇的摄入。一些胆固醇含量高的食物应避免摄入，如动物脑、鱼子、蟹黄等，以免增加血液胆固醇含量。

❌ 高饱和脂肪酸食物

饱和脂肪酸是升高血脂的主要因素，可以导致血清总胆固醇和低密度脂蛋白胆固醇水平的升高，因此应远离肥肉、肉皮、动物油、奶油等高饱和脂肪酸食物。

❌ 高糖食物

碳水化合物特别是单糖或双糖类食物摄入过多，也是导致血脂升高的一个重要因素。血脂偏高的孕妈妈除了控制含碳水化合物高的甜食和主食外，糖分含量高的水果也在控制之列，虽然水果的含糖量远远低于主食和甜食，但大量摄入水果也容易导致糖分过多。

❌ 高反式脂肪酸食物

蛋糕、蛋挞、油炸食品等食物中富含反式脂肪酸，会导致血液中总胆固醇和甘油三酯的含量升高，因此要少吃这类食物。

宜吃食物

✓ 荞麦

富含亚油酸、维生素E、芦丁，能防止胆固醇沉积在血管壁上，有利于降脂。

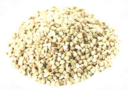

✓ 芦笋

富含膳食纤维，可降低血液中胆固醇浓度，防止其在血管壁上沉积，软化血管。

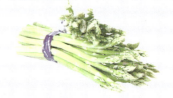

✓ 海带

海带含丰富的膳食纤维，可促进胆固醇的排泄，降低血液中的胆固醇。

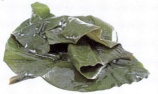

✓ 三文鱼

含有多不饱和脂肪酸、优质蛋白质，能降低血液中甘油三酯水平，增强血管弹性。

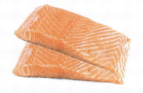

✓ 去皮鸭肉

富含不饱和脂肪酸，可降低血脂浓度，还能保护心血管。

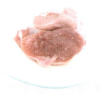

✓ 猕猴桃

富含维生素C，可防止坏胆固醇氧化、堆积，调节免疫力、抗癌。

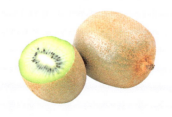

营养美味食谱

海带炖豆腐

清除胆固醇

材料 豆腐300克,泡发海带100克。
调料 葱花、姜末各5克,盐3克。
做法

1. 将海带洗净,切成块;豆腐先切成大块,放入沸水中煮一下,捞出凉凉,然后切成小方块备用。
2. 锅内倒入适量油,待油烧热时,放入姜末、葱花煸香,然后放入豆腐块、海带块,加入适量清水大火煮沸,再加入盐,改用小火炖,一直到海带块、豆腐块入味时出锅即可。

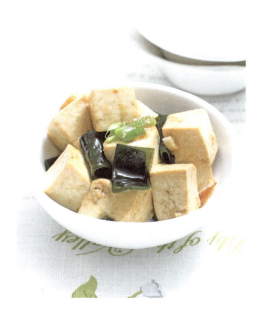

鸭架萝卜汤

润肠、降血脂

材料 烤鸭架200克,白萝卜300克,鲜香菇50克。
调料 盐、料酒、葱花、姜丝、香油、清汤各适量。
做法

1. 白萝卜洗净,去皮,切丁,焯水;鸭架剁成大块;鲜香菇洗净,切块。
2. 用葱花、姜丝炝锅,加入清汤、料酒、鸭架、香菇块,大火煮沸,撇去浮沫,改中火炖10分钟;放入白萝卜丁,炖熟,加盐、香油、葱花调味即可。

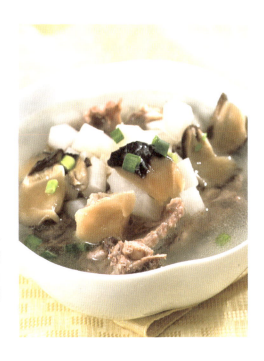

妊娠糖尿病

妊娠糖尿病是指怀孕前未患糖尿病,而在怀孕时才出现高血糖的现象,发生率为10%~15%。如果血糖控制不好,容易发生流产、早产、羊水过多、巨大儿等。由于妊娠期糖尿病患者对葡萄糖的利用率降低,在分娩时易使产程延长,从而引起宫缩乏力性出血。得了妊娠糖尿病的孕妈妈饮食控制非常关键。

饮食宜忌

✅ 注意餐次分配,少食多餐

孕妈妈空腹太久容易发生酮症,而一次进食太多,又容易造成血糖快速上升。在控制总热量的前提下可采取少食多餐的方式,就是正常的早中晚三餐之外匀出一些热量作为加餐,将每天应摄取的食物分成5~6餐。

✅ 食用生糖指数低的主食

孕妈妈在选择主食时,减少精白米面的摄入,饼干、蛋糕、甜点等都是生糖指数高的食物,要少吃或不吃。应增加燕麦、荞麦、糙米、红豆、绿豆等粗粮杂豆类,粗粮中含有大量膳食纤维,可延缓血糖升高。

✅ 吃淀粉含量高的食物时要注意减少主食量

妊娠糖尿病的孕妈妈在吃淀粉含量高的食物时,需要减少主食的量。如山药、芋头、蚕豆、豌豆、慈姑、菱角等含糖量在15%以上,这些食物不宜吃得太多,否则会直接影响血糖,使餐后血糖升高。

✅ 每天400~500克蔬菜,控糖降脂

应多吃蔬菜,才能保证体内必要的营养。尤其是绿叶菜吃得多,不仅有助于控糖,还能帮助降低多种癌症和心脑血管疾病的发生危险。常见的深绿色蔬菜,如油菜、菠菜、荠菜、西蓝花、圆白菜、空心菜等含有丰富的膳食纤维、B族维生素、维生素C和多种矿物质,营养价值较高。

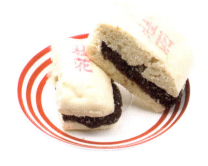

❌ 随意摄入脂肪

膳食脂肪通常占到总热量的25%～30%，其中要限制富含饱和脂肪酸的食物，如动物油脂、红肉类、全脂奶等，减少蛋糕、点心、起酥面包等富含反式脂肪酸食物的摄入，以免导致总热量过剩，加重病情。

❌ 通过过分节食的方式控血糖

孕妈妈如果过分控制饮食，不但不利于血糖的控制，还容易出现饥饿性酮症，对胎宝宝健康非常不利。饮食治疗的目的是要在保证营养的前提下控制血糖，通过合理的饮食搭配是可以控制血糖的。

❌ 不敢吃主食

很多孕妈妈认为主食升高血糖，就一味控制主食，甚至不吃主食，这样容易导致主食摄入不足，身体缺乏碳水化合物，会影响机体代谢，容易导致营养不良，而且碳水化合物也是胎宝宝大脑发育必需的物质。

另一方面，如果只单纯控制主食，却不控制油脂、甜食和肉类食物的摄入，每天的总热量摄入远远超标，还是达不到控制血糖的目的。因此主食不能省略，每天应保证200～250克的量，可以采用粗细结合、多用薯类代替精白米面等方式来改善血糖情况。

❌ 不吃水果

水果含有葡萄糖、果糖和蔗糖，进食过多会引起血糖升高，但是水果中也含有大量维生素、膳食纤维和矿物质，对孕妈妈自身和胎宝宝健康有利。所以妊娠糖尿病孕妈妈在血糖控制好的情况下是可以吃水果的，并注意要在两餐之间吃，不要餐前或饭后立即吃水果，同时尽量选择低糖水果，比如柑橘、柚子、猕猴桃等。如果血糖水平持续较高，或近期波动较大，则应暂时避免食用水果。

此外，也可以适当减少主食的摄入量，以水果作为补充。比如，每天吃新鲜水果的量达到200～250克，就要从全天的主食量中减掉25克，以免全天摄入的总热量超标。

宜 宜吃食物

✓ 玉米

含有丰富的膳食纤维，可以使糖分在肠道内缓慢被吸收，帮助降低餐后血糖。

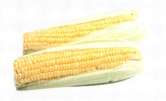

✓ 燕麦

富含水溶性膳食纤维，不仅能提高胰岛素受体的敏感性，而且能促进胃排空，使餐后血糖保持稳定。

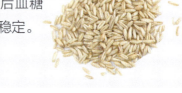

✓ 洋葱

所含的烯基二硫化合物可刺激胰岛素的合成及分泌，具有平稳血糖的功效。

✓ 苦瓜

苦瓜中含有苦瓜皂苷，药理研究发现，提纯的苦瓜皂苷有降血糖的作用。

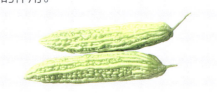

✓ 菠菜

富含膳食纤维、胡萝卜素、叶绿素等成分，具有稳定血糖、控制糖尿病视网膜病变的作用。

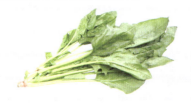

✓ 番茄

含大量番茄红素，可减少体内氧自由基对胰岛细胞及受体的损害，提高胰岛素质量和受体敏感性，使血糖下降。

营养美味食谱

空心菜炝玉米

延缓餐后血糖升高

材料 空心菜200克，玉米粒75克。
调料 花椒3克，盐少许。
做法
1. 将玉米粒洗净，放入沸水锅中煮熟；空心菜洗净，入沸水锅中焯一下，切段，备用。
2. 锅置大火上，放入植物油烧热，下花椒爆香。
3. 倒入玉米粒、空心菜段炒熟，加盐调匀，起锅即可。

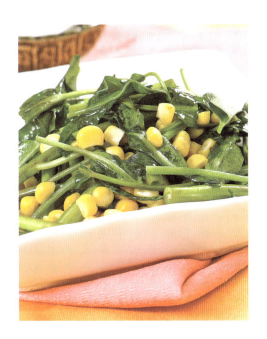

苦瓜炒牛肉

促进血糖分解

材料 苦瓜200克，牛肉100克。
调料 料酒、酱油、豆豉、水淀粉各15克，蒜末、姜末各5克，盐、胡椒粉各3克。
做法
1. 牛肉洗净，切片，加料酒、酱油、胡椒粉、盐和水淀粉腌渍片刻；苦瓜去瓤，切片，用盐腌渍10分钟，挤出水分。
2. 锅内倒油烧热，放牛肉片炒至变色，盛起；锅留底油烧热，爆香蒜末、姜末、豆豉，倒苦瓜片煸炒，加牛肉片翻炒匀即可。

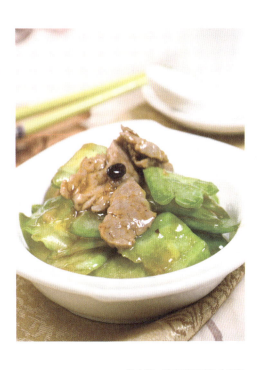

妊娠高血压

妊娠期20周之后血压≥140/90毫米汞柱被视为妊娠高血压，表现为血压升高、水肿、蛋白尿等一系列症状，威胁孕妈妈和胎宝宝的健康。不过，只要定期做产前检查，发现及时，及早治疗，同时加以饮食调节，病情多半可以得到控制并好转。

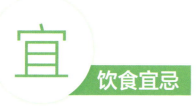

饮食宜忌

低盐饮食

盐的主要成分是钠，每天盐的摄入总量不超过5克，同时注意减少含钠量高的调味料如椒盐、豆豉、酱、蚝油、酱油等的使用。酸菜、咸菜、泡菜等腌制食品中含钠量也不少，也要少吃。

增加钙的摄入量，保证充足的奶量

钙不仅是胎宝宝骨骼发育的关键营养素，还有助于孕妈妈保持血压稳定，降低血脂。高钙食物有奶类及奶制品、坚果类、海产品和绿叶蔬菜等。

增加膳食纤维的摄入，促进钠排泄

膳食纤维能吸附体内多余的钠盐，促使其排出体外，从而达到降血压的目的。比如糙米、荞麦、玉米、小米、大麦、绿叶蔬菜、红豆、豌豆、红薯、海带、裙带菜等，均富含膳食纤维、有助于排出体内多余的钠，改善高血压。

增加钾的摄入量，多吃蔬菜和水果

含钾高的食物主要是各类蔬菜和水果，比如菠菜、莴笋、黄瓜、番茄、豌豆苗、土豆、橘子、柚子、香蕉等。蔬果还可以提供钙、镁、膳食纤维、维生素C等有助于降压的物质，以及很多宝贵的抗氧化物质，比如叶绿素、β-胡萝卜素等，保护血管健康。

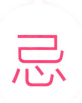

❌ 主食过于精细和油腻

主食在膳食结构中应占主要地位，膳食中有足够的主食，可避免摄入过多的脂肪类食物。孕妈妈每天应摄入的主食量为200～300克，要增加粗粮杂豆的量，减少精白米面，粗细搭配。如果主食中加了油、盐，比如各种饼类、包子、花卷、面条、炒面、炒饼、炒饭等，那么在蔬菜、肉类烹调过程中就要注意减少盐的用量，以免摄入过多。

❌ 吃太多甜食和高胆固醇食物

饼干、糕点、甜甜圈等甜食含糖量高，可在体内转化成脂肪，容易促进动脉硬化，并且这些食物也往往添加了很多的钠，含盐量很高，会加重高血压症状。动物内脏、动物脂肪、鱼子等富含胆固醇，也易引发动脉硬化，孕妈妈要少吃。

❌ 不注意补水

孕妈妈可以每天饮水1500～1700毫升，以白开水为主，一些有降压功效的花草茶，比如菊花、荷叶等也可以经常泡水饮用，可以辅助降压。妊娠高血压的孕妈妈喝水时不能一次猛喝，以免水分快速进入血液，引发血压升高、头晕、恶心、呕吐等症状，应该少量多次慢饮。

❌ 大量吃盐焗类坚果

适当吃花生、瓜子、杏仁、榛子等坚果可以保护心血管。因为坚果类主要提供蛋白质、维生素E、钙等营养素，还能补充不饱和脂肪酸，具有护心健脑的功效，可降低冠心病的发病率。但是不要吃盐焗类的坚果，虽然盐焗类坚果口感好，但其中含有大量隐形盐，每天吃多了容易超过盐每日摄入量标准，不利于控制血压。因此，妊娠高血压孕妈妈不要过多吃盐焗类坚果。

宜

宜吃食物

✓ 糙米

富含的膳食纤维可促进钠排泄，含有的维生素E能促进血液

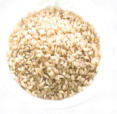

✓ 芹菜

可双向调节血压，富含膳食纤维可促进钠排泄，但本身钠含量较多，烹调的时候要少放盐。

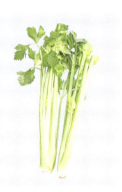

✓ 豌豆苗

含有丰富的维生素C，可抑制血压上升，丰富的钾可有效排出人体内过多的钠。

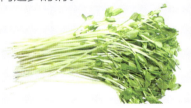

✓ 土豆

富含钾，能促使多余的钠排出体外，防止血压升高。

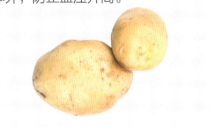

✓ 橙子

含丰富的维生素C，能增加血管弹性，降低血中胆固醇，预防妊娠高血压。

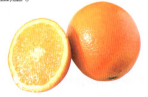

✓ 牛奶

富含钙质，且容易被人体吸收，能降低血脂，保持血压稳定。

营养美味食谱

芹菜拌腐竹

促进钠排泄、补钙

材料 芹菜100克,水发腐竹50克。
调料 蒜末3克,香油5克,盐2克。
做法
1. 芹菜择洗干净,放入沸水中焯烫,捞出,沥干水分,切段;腐竹洗净,切段,用沸水快速焯烫,捞出,沥干水分。
2. 取小碗,加盐、蒜末、香油搅拌均匀,调成调味汁。
3. 取盘,放入芹菜段、腐竹段,淋上调味汁拌匀即可。

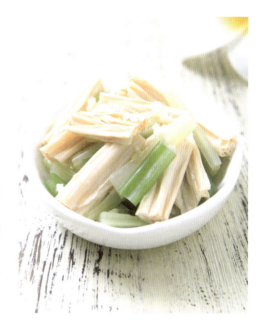

土豆片炒牛肉

平稳血压、补铁

材料 土豆150克,牛肉200克,青椒100克。
调料 淀粉各适量,盐3克。
做法
1. 牛肉洗净,切丝,加盐、淀粉腌片刻;土豆去皮,洗净,切片,用清水浸泡,捞出沥水;青椒洗净,去蒂及子,洗净,切丝。
2. 锅内倒植物油烧至四成热,下牛肉丝滑熟,捞出沥油;土豆片放入微波炉中高火加热4分钟后取出。
3. 锅内放油烧热,下土豆片,加盐炒匀,下青椒丝炒熟,加入牛肉丝炒匀即可。

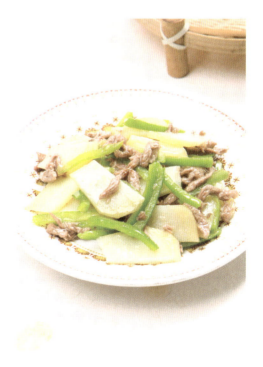

产后便秘

很多新妈妈都会出现产后便秘的情况，因为妊娠期子宫不断增大，使腹部过度膨胀，造成产后腹直肌、盆底肌松弛，导致排便无力。此外，产后妈妈体质虚弱或手术后有伤口，很容易造成排便力量减弱。进入月子期，妈妈的肠胃功能减弱，肠道蠕动减慢，使得肠内容物在肠道滞留时间延长，使水分过度吸收造成大便干结。预防和调理产后便秘非常重要。

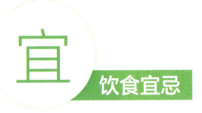

饮食宜忌

膳食纤维促进肠道蠕动，帮助排便

产后新妈妈可在饮食中适量增加富含膳食纤维的食物，能促进肠道蠕动、保护肠道健康、预防便秘。富含膳食纤维的食物有木耳、紫菜、黄豆、豌豆、荞麦、绿豆、红枣、玉米面、燕麦、石榴、猴头菇、桑葚、大白菜、芹菜茎等。粗粮则适合做成粥食用，可增加粪便体积、促进肠道蠕动，帮助排便。

多喝水可改善便秘

水能润滑肠道，还能软化粪便，促进排便，因此发生便秘时，一定要注意多喝水，每天达到1500~1700毫升。便秘期间喝水要大口大口喝，吞咽动作快一些，这样，水能够尽快到达结肠，刺激肠蠕动，促进排便。此外，新妈妈多喝水也是分泌乳汁的需要。

多吃蔬菜和水果

蔬菜和水果中富含大量的膳食纤维以及多种维生素和矿物质，可以促进肠道蠕动，防止便秘的发生。每天的蔬菜总量最好达到500克，水果可达到200~350克。

✅ 适量摄入油脂类食物，润滑肠道

适量摄入油脂，有润肠的功效，能软化肠内粪便，促使粪便顺利从肠内通过。但一定不能过量摄取，否则会引起肥胖。除了炒菜时用的植物油外，每天还可适当吃花生、核桃、芝麻、松子等坚果类食物。

✅ 增加B族维生素供给，提升肠动力

B族维生素能够促进肠道蠕动，有利于食物的消化，体内一旦缺乏B族维生素，则容易导致胃肠蠕动无力、消化液分泌不良，进而造成消化不良、便秘、口臭等问题。B族维生素广泛存在于全谷物、米糠、麸皮、酵母、动物肝脏、瘦肉、豆类及豆制品中。

✅ 每天一杯酸奶，润肠通便

酸奶含有乳酸菌，能够维护肠道菌群的平衡，抑制有害菌的活动，令肠道环境得以改善，可有效缓解慢性便秘，还预防肠癌等消化系统癌症。新妈妈可以每天喝一杯，但是月子期要注意不要喝凉酸奶，要放置到室温再喝。

❌ 辛辣刺激性食物

辣椒、胡椒、姜、蒜等辛辣食物不宜多吃，否则会使胃肠燥热内积，反而加重便秘。

❌ 咖啡、浓茶

咖啡和浓茶含鞣酸、咖啡因等物质，有一定的收敛作用，会减少胃肠道的蠕动，便秘者大量饮用会使症状加重。

> **Tips**
> **保持心情舒畅，缓解便秘**
>
> 产后妈妈要及时调整心态，保持精神愉悦、心情舒畅，有助于肠胃功能的正常运行。因为不良的情绪可使胃酸分泌量下降，使肠胃蠕动减慢，引起便秘。所以，产后妈妈保持好心情也是缓解便秘的好办法。同时，坚持定时排便，也有助于缓解便秘。

宜 宜吃食物

✅ 红薯

富含的膳食纤维可使肠道内有益菌群活化、繁殖,能有效改善便秘,清肠排毒。

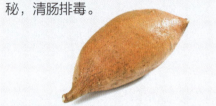

✅ 白菜

富含膳食纤维,可增强肠胃蠕动,减少粪便在体内的存留时间,促进排泄。

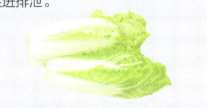

✅ 核桃

核桃中所含的油脂有助于润滑肠道,软化粪便,缓解便秘。

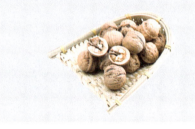

✅ 猪瘦肉

含B族维生素和油脂,可增强肠胃蠕动、促进消化液分泌,改善便秘。

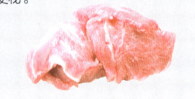

✅ 酸奶

富含乳酸菌,能够维护肠道菌群的平衡,可有效缓解慢性便秘,还可以预防肠癌。

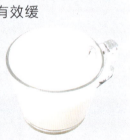

✅ 苹果

含有丰富的膳食纤维,可以起到润肠通便的作用。

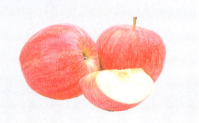

营养美味食谱

苹果什锦饭

改善便秘

材料 熟米饭100克,苹果、番茄各1个,火腿2片,芹菜1根。
调料 盐适量。
做法
1. 苹果洗净,去皮,切丁;番茄洗净,去皮,切小块;火腿切小丁;芹菜洗净,切小丁。
2. 热锅放油,放入芹菜丁炒香,加入苹果丁、番茄块、火腿丁翻炒片刻,加盐调味,放入熟米饭,用大火迅速炒匀即可。

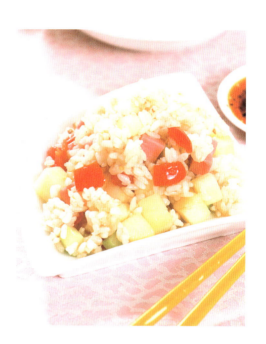

木耳炒白菜

润肠通便

材料 白菜250克,干木耳15克。
调料 盐2克,白糖5克,生抽10克,水淀粉15克。
做法
1. 白菜洗净,切片;木耳用水发好,撕成小朵,洗净。
2. 锅内倒油烧至六成热,放入白菜片煸炒至发蔫,放入木耳煸炒。
3. 调入生抽和白糖,翻炒至八成熟,放入盐,略炒两下,勾入水淀粉收汁即可。

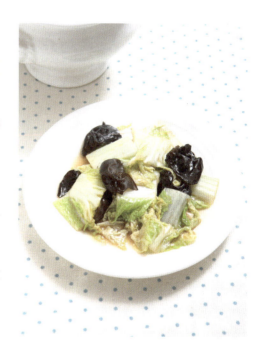

推荐书目　帮您打造健康生活

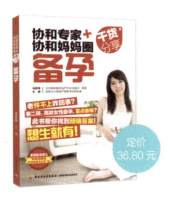

《协和专家+协和妈妈圈干货分享：备孕》

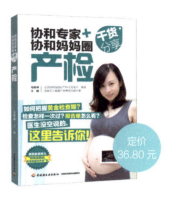

《协和专家+协和妈妈圈干货分享：产检》

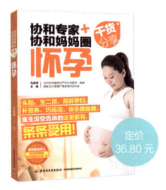

《协和专家+协和妈妈圈干货分享：怀孕》

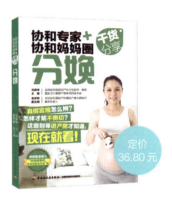

《协和专家+协和妈妈圈干货分享：分娩》

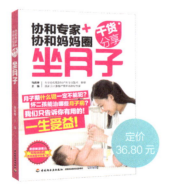

《协和专家+协和妈妈圈干货分享：坐月子》

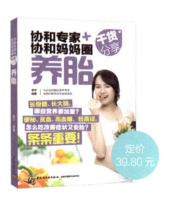

《协和专家+协和妈妈圈干货分享：养胎》